Tanyi John Tanyi

Resultados neonatais do DC em dois hospitais com recursos limitados, Camarões

Tanyi John Tanyi

Resultados neonatais do DC em dois hospitais com recursos limitados, Camarões

ScienciaScripts

Imprint
Any brand names and product names mentioned in this book are subject to trademark, brand or patent protection and are trademarks or registered trademarks of their respective holders. The use of brand names, product names, common names, trade names, product descriptions etc. even without a particular marking in this work is in no way to be construed to mean that such names may be regarded as unrestricted in respect of trademark and brand protection legislation and could thus be used by anyone.

Cover image: www.ingimage.com

This book is a translation from the original published under ISBN 978-3-659-86534-3.

Publisher:
Sciencia Scripts
is a trademark of
Dodo Books Indian Ocean Ltd. and OmniScriptum S.R.L publishing group

120 High Road, East Finchley, London, N2 9ED, United Kingdom
Str. Armeneasca 28/1, office 1, Chisinau MD-2012, Republic of Moldova, Europe
Managing Directors: Ieva Konstantinova, Victoria Ursu
info@omniscriptum.com

Printed at: see last page
ISBN: 978-620-8-53803-3

ÍNDICE DE CONTEÚDOS

DEDICAÇÃO ... 2
AGRADECIMENTOS ... 3
LISTA DE ABREVIATURAS ... 4
LISTA DO PESSOAL ADMINISTRATIVO E ACADÉMICO DO FHS ... 5
DECLARAÇÃO DE GENEBRA DA ASSOCIAÇÃO MÉDICA MUNDIAL JURAMENTO DO MÉDICO ... 7
CAPÍTULO 1 INTRODUÇÃO ... 8
CAPÍTULO 2 REVISÃO DA LITERATURA ... 13
CAPÍTULO 3 METODOLOGIA ... 27
CAPÍTULO 4 RESULTADOS ... 35
CAPÍTULO 5 DISCUSSÃO, CONCLUSÃO E RECOMENDAÇÃO 5.1 DISCUSSÃO ... 51
REFERÊNCIAS ... 54
APÊNDICES ... 61

DEDICAÇÃO

Ao Todo-Poderoso Jeová Elohim

Ao meu pai Eyong Martin Tanyi e à minha mãe Tabot Dorothy T pelo seu apoio incondicional.

À minha querida Elisabeth A. pelo seu amor e encorajamento

AGRADECIMENTOS

Aproveito esta oportunidade para transmitir a minha sincera gratidão e agradecimentos ao meu supervisor, Professor Koki Ndombo Paul, e aos co-supervisores, Dr. Julius Atashili e Dr. Nde Fon, pela orientação meticulosa e pelo imenso apoio que me deram durante este estudo.

Estou extremamente grato ao Dr. Tchounzou Robert e ao Dr. Elong Felix pelo seu apoio e ajuda durante o período de estudo.

Muito obrigado ao falecido Professor Peter M Ndumbe e ao pessoal da FHS por todo o apoio e encorajamento que me deram durante os meus estudos.

Expresso sinceramente o meu profundo agradecimento a todo o pessoal dos Hospitais Regionais de Buea e Limbe pela sua assistência durante a recolha de dados nas suas instalações; especialmente ao pessoal das unidades de Obstetrícia e Ginecologia.

Agradeço sinceramente à minha tábua de salvação, todos os recém-nascidos que constituíram a espinha dorsal deste estudo.

Quero deixar registada a minha gratidão ao meu irmão (Jerry, Eyong) e às minhas irmãs (Agatha, Solange, Justine, Kelly-ant, Ngwendoline) pelo seu apoio incondicional.

Estou extremamente grato aos meus mentores espirituais (Pastor R. Forteh, Pastor P. Sama, Pastor L. Ebiama) e a A Kalla pelo seu encorajamento e apoio espiritual durante este estudo.

Um agradecimento especial a todos os meus amigos e colegas que me inspiraram muito, especialmente: Cmfi Buea Student Body, A. Dimala, V. Fambombi, T. Kwe, N. Njinyam, O. Agwendam, E. Abomo, F. Ako, N. Mengjo, L. Aminde, D. Bih, W. Arrey, A. Lyonga, D. Mouemba, Dr. M. Mokube, Dr. N. Chunteng, Dr. F. Zouna.

Acima de tudo, a Deus Todo-Poderoso, quero exprimir uma gratidão sem fim. A sua fidelidade é o principal pedestal para esta realização.

LISTA DE ABREVIATURAS

AAP/ACO: American Academy of Pediatrics/American College of Obstetricians and Gynaecology

AAP/AHA: American Academy of Pediatrics/ American Heart Association

ANO: Adverse Neonatal Outcome

BRH: Buea Regional Hospital

CD: Caesarean Delivery

CHU: *Centre Hospitalier et Universitaire* (University Teaching Hospital)

CNS: Central Nervous System

CPD: Cephalopelvic Disproportion

GA: Gestational Age

HMD: Hyaline Membrane Disease

LRH: Limbe Regional Hospital

NICU: Neonatal Intensive Care Unit

NNF: National Neonatology Forum

NRP: Neonatal Resuscitation Program

RD: Respiratory Distress

SWR: South West Region

UN: United Nations

VBAC: Vaginal Birth After Caesarean Delivery

VD: Vaginal Delivery

WHO: World Health Organisation

WMA: World Medical Association

LISTA DO PESSOAL ADMINISTRATIVO E ACADÉMICO DO FHS

ADMINISTRA!	PESSOAL CÍVICO
NOME	**POSIÇÃO**
Prof. Marcelin Ngowe Ngowe	Reitor
Dr. Njunda Anna Longdoh	Vice-Diretor/PAA
Dr. Nsagha Shey Dickson	Vice-reitor/SSA
Dra. Halle Ekane Gregory-Edie	Vice-Diretor/RC
Sra. Oben A. Vivian	Diretor da Faculdade
Dr. Alain Mefire Chichom	HOD/Cirurgia e Obs/Gin
Dr. Peter Nde Fon	HOD/PHH
Dr. Assob Nguedia Clement	Ag HOD/MLS/ Coordenador do programa de medicina
Dr. Palle John	HOD/NUS
Dra. Lucy Ndip	HOD/ Ciências Biomédicas
Dr. Verla Vincent Siysi	HOD/Medicina interna e pediatria
Dr. Choukem Simeon Pierre	Coordenador/ Medicina Interna
Dr. Thomas Egbe Obinchemti	Coordenador/ Obstetrícia e Ginecologia
Dr. Pius Fokam	Coordenador/ Cirurgia
Sr. Sammy Moka Njie	HOS/ Admissões e registos
Sra. Tebid Patience Anweih	HOS em exercício/Administração geral e pessoal
Dr. Julius Atashili	Agir HOS/ Ensino e Investigação

PESSOAL ACADÉMICO PERMANENTE (ANO LECTIVO 2013/2014)

NOME	GRAU	ÁREA DE ESPECIALIZAÇÃO
Prof. Marcelin Ngowe Ngowe	Professor	Cirurgia
Dra. Anna Njunda Longdoh	Professor Associado	Médico Parasitologista
Dr. Asongalem E. Acha	Professor Associado	Farmacologia
Dra. Lucy Ndip	Professor Associado	Microbiologia
Dr. Alain Mefire Chichom	Docente	Cirurgia
Dr. Assob Nguedia Clement J.	Docente	Bioquímica
Dr. Dickson Shey Nsagha	Docente	Epidemiologia
Dr. Elroy Patrick Welledji	Docente	Cirurgia
Dr. George Enow-Orock	Docente	Histopatologia
Dr. Gregroy Edie Halle-Ekane	Docente	Obstetrícia e Ginecologia
Dr. John Palle	Docente	Cirurgia
Dr. Julius Atashili	Docente	Epidemiologia
Dr. Peter Nde Fon	Docente	Saúde pública
Dr. Pokam Thumano D. Benjamin	Docente	Microbiologia
Dr. Simeon Pierre Choukem	Docente	Medicina Interna
Dr. Thomas Egbe Obinchemti	Docente	Obstetrícia e Ginecologia
Dr. Vincent Verla	Docente	Anestesiologia
Sr. Sammy Njie Moka	Docente	Farmacologia
Dr. Nana Njamen	Professor assistente	Obstetrícia e Ginecologia
Sr. Doumta Charles Falang	Professor assistente	Nutrição
Sr. Nyindgchu Robert Vutchu	Palestra Assistente	Patologia química
Sra. Delphine Anye	Professor assistente	Patologia química
Sra. Ngounou Eleonore	Professor assistente	Anatomia
Sra. Patience Tebit Anweih	Professor assistente	Microbiologia médica
Dr. Nso Magog Anduo	Instrutor	Histologia

PESSOAL ACADÉMICO A TEMPO PARCIAL (ANO LECTIVO 2013/2014)

NOME	GRAU	ÁREA DE ESPECIALIZAÇÃO
Prof. Asonganyi Tajocha	Professor	Imunologia
Dr. Jean Louis Jon	Docente	Psiquiatria
Dr. Lawrence Mbuagbaw	Docente	Pediatria
Dra. Marie Solange Doualla	Docente	Medicina Interna
Dr. Mborong Venasius	Docente	Biofísica
Dr. Ndeso Atanga Sylvester	Docente	Enfermagem
Dr. Njimoh Dieudonne	Docente	Bioquímica
Dr. John Amadou Mokube	Professor assistente	Obstetrícia e Ginecologia
Dr. Ernest Ngu Fondem	Professor assistente	Pediatria
Dr. Felix Elong	Professor assistente	Obstetrícia e Ginecologia
Dr. Fritz Tambi Tabe	Professor assistente	Oftalmologia
Dr. Robert Tchounzou	Professor assistente	Obstetrícia e Ginecologia
Dr. Frederick Ketchia	Professor assistente	Microbiologia médica
Dr. Armand Nkwescheu	Professor assistente	Saúde pública
Dr. Mbome Njie	Professor assistente	Cirurgia dentária
Dra. Juliana Ndasi	Professor assistente	Farmacologia
Dr. Samuel Besong	Professor assistente	Farmácia
Dr. Hermann Ngouakam	Professor assistente	Epidemiologia
Sr. Zacharia Itambi	Professor assistente	Sociologia e Antropologia Médica
Sr. Joseph Nkfusai	Professor assistente	Saúde pública
Sra. Rebecca Enow Tanjong	Professor assistente	Ciências do Laboratório Médico
Sra. Innocentia Kwalar	Professor assistente	Enfermagem Clínica
Sra. Rufina Nsole Epie	Professor assistente	Educação em Enfermagem
Sra. Isabella Manyi Bitah	Professor assistente	Educação em Enfermagem
Sra. Florence Nkemayim	Professor assistente	Educação em Enfermagem
Sr. Eric Tankala	Professor assistente	Enfermagem de Saúde para Adultos
Dr. Christian Wankah	Professor assistente	Saúde pública
Dra. Matilda Ayukonchong	Professor assistente	Saúde pública
Dr. Pius Muffih Tih	Professor assistente	Saúde pública
Dr. Lynn Cockburn	Professor assistente	Saúde pública
Sr. Emmanuel Nshom	Professor assistente	Estatística Médica e Epidemiologia
Dr. Chuwanga John	Professor assistente	Cirurgia
Dr. Zinkeng Martina	Professor assistente	Psicologia
Dr. Foba Cyprian	Professor assistente	Obstetrícia/Ginecologia
Dr. Abdouramani Amadou	Professor assistente	Oftalmologia
Dr. Manka'a Emmanuella	Professor assistente	Radiologia
Dr. Nkegoum Joseph Blaise	Professor assistente	Histopatologia
Sra. Eta Vivian nee Enow Ayamba	Professor assistente	Enfermagem
Sra. Luma Namondo Mary	Professor assistente	Enfermagem
Sra. Ndong Etheldreda	Professor assistente	Enfermagem
Sra. Anyinkeu Spora Nkezea	Professor assistente	Enfermagem
Sr. Ndele Charles Ajah	Professor assistente	Enfermagem
Sra. Esoh nee Nahyeni Bassah	Professor assistente	Viveiros

DECLARAÇÃO DE GENEBRA DA ASSOCIAÇÃO MÉDICA MUNDIAL

JURAMENTO DO MÉDICO

Adoptada pela 2ª Assembleia Geral da Associação Médica Mundial, Genebra, Suíça, setembro de 1948 e alterada pela 22ª Assembleia Médica Mundial, Sydney, Austrália, agosto de 1968 e pela 35ª Assembleia Médica Mundial, Veneza, Itália, outubro de 1983 e pela 46ª Assembleia Geral da AMM, Estocolmo, Suécia, setembro de 1994 e revista editorialmente pela 170ª Sessão do Conselho da AMM, Divonne-les-Bains, França, maio de 2005 e pela 173ª Sessão do Conselho da AMM, Divonne-les-Bains, França, maio de 2006

AQUANDO DA SUA ADMISSÃO COMO MEMBRO DA PROFISSÃO DE MÉDICO:

Comprometo-me a consagrar a minha vida ao serviço da humanidade;

DAREI aos meus professores o respeito e a gratidão que lhes são devidos;

Exercerei a minha profissão com consciência e dignidade;

A SAÚDE DO MEU PACIENTE será a minha primeira preocupação;

RESPEITAREI os segredos que me são confiados, mesmo depois de o doente ter morrido;

MANTEREI, por todos os meios ao meu alcance, a honra e as nobres tradições da profissão de médico;

Os meus colegas serão as minhas irmãs e os meus irmãos;

NÃO PERMITIREI que considerações de idade, doença ou deficiência, credo, origem étnica, sexo, nacionalidade, filiação política, raça, orientação sexual, posição social ou qualquer outro fator se interponham entre o meu dever e o meu doente;

MANTEREI o maior respeito pela vida humana;

NÃO UTILIZAREI os meus conhecimentos médicos para violar os direitos humanos e as liberdades civis, mesmo sob ameaça;

FECHO ESTAS PROMESSAS solenemente, livremente e por minha honra

CAPÍTULO 1 INTRODUÇÃO

1.1 ANTECEDENTES

O aumento mundial das taxas de parto por cesariana (PC) durante as últimas três décadas tem sido motivo de alarme [1]. As taxas deste tipo de parto aumentaram drasticamente nos últimos anos, de 12% em 1990 para 24% em 2008, sem qualquer melhoria nos resultados para os recém-nascidos [2]. As taxas crescentes de DC têm sido debatidas globalmente por mais de duas décadas, especialmente durante os anos 80, quando um pico foi atingido nos países industrializados [3]. Isso levou a diretrizes das agências relevantes da Organização das Nações Unidas (ONU) para as taxas de DC em um país, afirmando que as taxas de DC deveriam estar entre 5% e 15% [4, 5] e que mais pesquisas sobre o assunto eram necessárias.

Em 2002, mais de um quarto de todos os nascimentos (26,1%) nos Estados Unidos foram causados por DC, a maior taxa já registrada [6]. Em 2004, a taxa de nascimentos por DC, na primeira gravidez, aumentou para 29,1% de todos os nascimentos, continuando uma tendência crescente [6], sendo a distócia de parto, a DC anterior, a apresentação pélvica e o sofrimento fetal as indicações mais comuns de DC, entre outras.

Os bebés nascidos por cesariana correm mais riscos do que os bebés nascidos por via vaginal: são mais susceptíveis de ter problemas respiratórios no período neonatal, mais susceptíveis de ter dificuldades em estabelecer a amamentação e mais susceptíveis de sofrer de asma na infância e na idade adulta [7]. Os bebés nascidos após anestesia geral têm pontuações de Apgar mais baixas do que os nascidos após anestesia espinal [2].

Torkan *et al* [8] mostraram que há maior incidência de baixos escores de Apgar, necessidade de reanimação, lesão ao nascimento, hipertensão pulmonar e desconforto respiratório entre os neonatos nascidos de DC.

As tendências mundiais para o aumento das taxas de DC também foram observadas em África. A taxa de DC num hospital universitário na Nigéria aumentou de 7,2% em 2000 para 11,8% em 2009 [9].

Além disso, o curso do aumento da taxa de DC também foi observado nos Camarões. A taxa de DC nos Camarões varia entre 2% e 3% de todos os partos, com taxas mais elevadas registadas no principal hospital universitário (CHU) de Yaoundé e no Hospital Central de Yaoundé [10]. Além disso, num estudo realizado por Forsah [11], em Buea, nos Camarões, a taxa de DC foi de 23,8%.

Entre as indicações de DC, o sofrimento fetal, a distócia do parto, a apresentação pélvica, a gestação múltipla e a DC anterior são as indicações mais comuns.

Um estudo efectuado por Tebeu *et al* [12], constatou o mau resultado fetal dos fetos nascidos de CD na região do extremo norte dos Camarões e revelou que um em cada três partos por cesariana terminava em morte fetal. Além disso, Forsah [11], em Buea, registou 14,4% de resultados neonatais adversos (ANO) após indicação para CD. Estes ANO incluíam: dificuldades respiratórias, infecções neonatais e morte neonatal.

1.2 Declaração do problema

Apesar do aumento da taxa de DC nos Camarões, foram efectuados poucos estudos para comparar as indicações de DC com os resultados neonatais. Pouco se sabe sobre a relação entre as indicações para a DC e os possíveis resultados neonatais na LRH, na BRH e na Região Sudoeste (SWR). Além disso, foram efectuados poucos estudos para avaliar a relação entre a DC e os resultados neonatais adversos na LRH, na BRH e na SWR. Além disso, nenhum estudo foi realizado para fornecer informações sobre a indicação de DC com a maior frequência de resultados neonatais adversos no LRH, no BRH e na SWR. Além disso, não existe literatura ou estudos publicados sobre a epidemiologia do neonatal; dificuldade respiratória (DR), infeção, lesão no parto, grau de reanimação (DR), morte neonatal após DC nesta área de estudo.

1.3 Justificação

Um estudo realizado por Zanardo *et al* [13], em 2004, revelou que os neonatos nascidos de DC a termo correm um risco maior de desenvolver RD. Além disso, um estudo realizado em Buea, Camarões, por Forsah [11], mostrou que há 14,4% de resultados neonatais adversos (ANO) após a indicação para DC. Estes ANO incluíam: dificuldade respiratória, infecções neonatais e morte neonatal.

Os estudos acima referidos não referem qual a indicação com maior prevalência das várias ONA.

Este estudo relaciona as indicações para DC com os resultados neonatais em LRH, BRH e SWR.

Conhecimento prévio do possível resultado neonatal após uma indicação específica para DC:

Os clínicos que se vêem confrontados com a realização de partos terão de assumir grandes responsabilidades, nomeadamente no que se refere à disponibilização das instalações, do equipamento, do pessoal e do início atempado das medidas necessárias para gerir os possíveis resultados neonatais.

Além disso, o intervalo de monitorização do recém-nascido nascido após essa indicação será reduzido e os responsáveis pela monitorização dos recém-nascidos terão de ser muito cautelosos. Além disso, estarão disponíveis dados relativos a resultados neonatais adversos (RD, infeção, lesão no parto, DR, morte neonatal).

1.4 Objetivo da investigação

O nosso objetivo era melhorar os cuidados prestados aos recém-nascidos em Limbe, Buea e Camarões, fornecendo dados sobre os resultados neonatais e o impacto da indicação para DC nos resultados neonatais.

1.5 Objectivos da investigação:

1.5.1 Objetivo geral:

Determinar os resultados neonatais após um parto por cesariana (CD) no Hospital Regional de Limbe (LRH) e no Hospital Regional de Buea (BRH).

1.5.2 Objectivos específicos:

1. Determinar a frequência global da DC e a frequência das diferentes indicações de DC no LRH e no BRH.

2. Determinar a frequência global dos resultados neonatais adversos e a frequência dos resultados neonatais adversos individuais no LRH e no BRH.

3. Avaliar a relação entre as indicações para DC e os resultados neonatais adversos no LRH e no BRH.

1.6 Questões de investigação:

1. Numa população de mulheres que dão à luz através de CD no LRH e no BRH, qual é a frequência geral de CD e a frequência das várias indicações para CD?

2. Numa população de recém-nascidos por DC no LRH e no BRH, qual é a frequência geral de resultados neonatais adversos e a frequência de tipos individuais de resultados neonatais adversos?

3. Numa população de mulheres que dão à luz através de CD no LRH e no BRH, existe alguma associação entre a indicação para CD e os resultados neonatais?

1.7 Hipótese de investigação:

1. A frequência de DC no LRH e no BRH situa-se entre 20% e 25% e as indicações para DC nestes hospitais incluem: desproporção cefalopélvica, cesariana prévia, apresentação pélvica, macrossomia fetal, placenta prévia, sofrimento fetal, pré-eclâmpsia grave, eclâmpsia, gravidez múltipla, descolamento da placenta e outras.

2. A frequência de resultados neonatais adversos é inferior a 10% e os resultados neonatais adversos no LRH e no BRH incluem: dificuldade respiratória (DR), infeção, lesão de nascimento, grau de reanimação (DR) {reanimação com ventilação prolongada (ou seja, > 5 minutos)}, morte neonatal, outros.

3. Há um resultado neonatal adverso após a indicação de DC no LRH e no BRH.

1.8 Definição de termos e conceitos:

Parto por cesariana (CD): Nascimento de um feto através de incisões na parede abdominal (laparotomia) e na parede uterina (histerotomia) [14].

Idade gestacional (IG): A idade de desenvolvimento do feto, normalmente baseada no presumível primeiro dia do último período menstrual.

Neonato pré-termo: Um neonato nascido em qualquer altura após 28 semanas completas de gestação mas antes das 37 semanas de gestação (196 a 259 dias) [14].

Neonato a termo: Um neonato nascido a qualquer momento após 37 semanas completas de gestação e até 42 semanas completas de gestação (260 a 294 dias) [14].

Período neonatal: Período desde o nascimento de um feto até ao 7º dia de vida (período neonatal precoce) ou até ao 28º dia de vida (período neonatal tardio)

Resultado (favorável\desfavorável)

Resultado favorável: Evento normal desde o nascimento (neonato vivo) até ao momento do seguimento

Desfecho adverso: Evento notável desde o momento do nascimento até ao momento do acompanhamento.

Os eventos marcantes foram considerados como: dificuldade respiratória (DR), infeção, lesão ao nascimento, grau de reanimação (DR), {reanimação com ventilação prolongada (i.e. > 5 minutos)} [15], morte neonatal, outros.

A DR foi avaliada com base no índice de retração de Silverman-Anderson e no índice de Downe [16]

A infeção foi avaliada com base em: febre, instabilidade da temperatura, alimentação deficiente, convulsões.

As convulsões foram classificadas de acordo com a escala de coma de Blantyre [17].

As lesões de nascimento foram avaliadas com base em: deslocação da articulação, fratura óssea, laceração [18].

O grau de reanimação foi avaliado com base na pontuação de APGAR de reanimação com ventilação prolongada (i.e. > 5 minutos) [15].

A morte neonatal foi avaliada com base nos guias de morte cerebral de Wijdicks, [19].

Morbilidade: A frequência do aparecimento de complicações após uma DC.

CAPÍTULO 2 REVISÃO DA LITERATURA

2.1 Parto por cesariana

O parto por cesariana é definido como o nascimento de um feto através de incisões na parede abdominal (laparotomia) e na parede uterina (histerotomia). Esta definição não inclui a remoção do feto da cavidade abdominal no caso de rutura do útero ou no caso de uma gravidez abdominal [14].

A história inicial do parto por cesariana permanece envolta em mitos e é de exatidão incerta [20]. As explicações sugeridas para o parto por cesariana são as seguintes

Na primeira, segundo a lenda, Júlio César nasceu desta forma, pelo que o procedimento ficou conhecido como operação cesariana [21]. Para além disso, a palavra *cesariana* derivou, algures na Idade Média, do verbo latino *caedere,* cortar. Esta explicação parece mais lógica, mas a data exacta em que foi aplicada pela primeira vez à operação é incerta. Uma vez que secção deriva do verbo latino *seco,* que também significa cortar, o termo cesariana parece tautológico, pelo que se utiliza o termo parto por cesariana [22].

2.1.1 Situação atual do parto por cesariana

Frequência

De 1965 a 1988, a taxa de partos cesáreos nos Estados Unidos aumentou progressivamente de apenas 4,5% de todos os partos para quase 25% [23]. A maior parte desse aumento ocorreu na década de 1970 e no início da década de 1980 e ocorreu em todo o mundo ocidental. Entre 1989 e 1996, a taxa anual de partos por cesariana diminuiu nos Estados Unidos. Este facto deveu-se, em grande parte, a um aumento da taxa de partos vaginais após cesariana (VBAC) e, em menor grau, a uma pequena diminuição da taxa de cesarianas primárias. No entanto, desde 1996, a taxa total de cesarianas tem aumentado todos os anos e, em 2002, era de 26,1 por cento, a taxa mais elevada alguma vez registada nos Estados Unidos [6].

As tendências mundiais para o aumento das taxas de DC também foram observadas em África. A taxa de DC num hospital universitário na Nigéria aumentou de 7,2% em 2000 para 11,8% em 2009 [9].

Além disso, o curso do aumento da taxa de DC também foi observado nos Camarões. A taxa de DC nos Camarões varia entre 2% e 3% de todos os partos, com taxas mais elevadas registadas no principal hospital universitário (CHU) de Yaoundé e no Hospital Central de

Yaoundé [10]. Além disso, num estudo realizado por Forsah [11], em Buea, nos Camarões, a taxa de DC foi de 23,8%.

As recomendações da OMS afirmam que uma taxa de DC superior a 15% não se justifica e que deve ser mantida entre 5-15% do total de nascimentos nos países desenvolvidos [24]. Atualmente, a proporção excede os 15% em muitos países. A taxa de cesarianas em algumas partes do mundo é apresentada nos quadros I e II abaixo [25]. O quadro I mostra os países com taxas de cesarianas dentro dos limites recomendados pela OMS e o quadro II mostra os países com taxas de cesarianas fora dos limites recomendados pela OMS.

Estudos demonstraram que taxas elevadas de DC podem estar associadas a consequências negativas para a saúde materna e infantil. [26, 27]

Tabela I: Países com taxas de DC dentro dos intervalos recomendados pela OMS [25]

País	Taxa/%	País	Taxa/%
Argélia	6.0	Madagáscar	1.0
Bangladesh	7.5	Marrocos	5.4
Benim	3.6	Ruanda	2.9
Camboja	1.8	Senegal	3.3
Camarões	2.0	Haiti	3.0
Costa do Marfim	6.4	Togo	2.0
Etiópia	1.0	Uganda	3.1
Gana	6.9	Zimbabué	4.8

Quadro II: Países com taxas de DC fora dos intervalos recomendados pela OMS [25]

País	Taxa/%	País	Taxa/%
Argentina	35.2	Irão	41.9
Austrália	30.3	Japão	17.4
Áustria	27.1	Portugal	34.0
Brasil	45.9	Peru	24.1
Canadá	26.3	República da Coreia	37.7
China	25.9	Suíça	28.9
Egito	27.6	África do Sul	20.6

França	18.8	Espanha	25.9
Alemanha	27.8	Reino Unido	22.0

2.1.2 Anestesia nos partos por cesariana

Pode ser uma anestesia regional (epidural ou raquidiana) ou geral

Anestesia regional

Internacionalmente, as diretrizes de anestesia obstétrica recomendam a anestesia espinal ou epidural em vez da anestesia geral para a maioria dos partos por cesariana [28]. A principal razão para recomendar bloqueios regionais inclui permitir que a mãe esteja acordada durante a cirurgia, evitando os riscos da anestesia geral e permitindo o contacto precoce entre mãe e filho. A mãe mantém o seu reflexo de tosse, reduzindo assim o risco de inalação de vómitos [2].

A anestesia espinal consiste na inserção de uma agulha numa região entre as vértebras da região lombar e na injeção de medicamentos anestésicos. A epidural é semelhante à raquianestesia, exceto no que se refere à inserção de um cateter que permite a administração contínua de medicamentos anestesiantes. Algumas mulheres sofrem uma queda da tensão arterial quando é administrada uma anestesia regional; esta pode ser contrariada com líquidos e/ou medicamentos [2].

Riscos: hipotensão, cefaleia pós-punção dural, prurido, bloqueio regional falhado, bloqueio espinal alto, meningite química ou abcesso epidural ou hematoma, convulsões, disfunção da bexiga, aumento do risco de hipertensão com ocitocina, conversão de anestesia loco-regional para geral [2].

Contra-indicações: Hipotensão materna refractária, coagulopatia materna, doente a tomar heparina de baixo peso molecular nas 12 horas seguintes, bacteriemia não tratada, infeção da pele no local de colocação da agulha, aumento da pressão intracraniana causado pelo efeito de massa [2].

Anestesia geral

Há poucas dúvidas de que os riscos da anestesia geral são muito maiores do que os das técnicas locais, incluindo a anestesia epidural e a raquianestesia. Os riscos da anestesia geral incluem: falha na intubação endotraqueal e aspiração do conteúdo gástrico [29]. Se ocorrer aspiração, o dano ao tecido pulmonar pelo fluido gástrico ácido pode resultar na síndrome de

Mendelson, uma pneumonite potencialmente letal. Dois procedimentos podem ser eficazes para reduzir a aspiração: antiácidos e antagonistas dos receptores H2 antes da indução e da intubação endotraqueal [2]

Uma grande dificuldade enfrentada com a anestesia geral é a dificuldade de intubação, que pode ser demorada, mas não pode ser abandonada porque os riscos de realizar o procedimento sem intubação são enormes. Além disso, um fator contributivo significativo para o problema é a relativa inexperiência do cirurgião e do anestesista [2]. Outros problemas com a anestesia geral incluem: broncoespasmo, alergia a fármacos anestésicos, paragem cardio-respiratória, morte, choque anafilático e inércia uterina.

As preocupações sobre os efeitos da anestesia geral no recém-nascido são sobre o estado ácido-base, a reanimação e o índice de Apgar. Há provas de que a anestesia geral está associada a baixos índices de Apgar e a uma maior necessidade de reanimação neonatal [30, 31]. O bebé é afetado pelos fármacos anestésicos, uma vez que estes atravessam a placenta; este efeito é geralmente ligeiro se o parto ocorrer dentro de 10 minutos após a administração da anestesia. A presunção de que o efeito da anestesia geral sobre o bebé é de curta duração [29] foi confirmada por um estudo realizado por Algert *et al* [31] em 2009, que concluiu que os efeitos deletérios da anestesia geral podem durar mais tempo do que o pós-parto imediato. Eles continuaram dizendo que os bebês mais afetados pela anestesia geral eram aqueles já comprometidos no útero, como evidenciado pelo sofrimento fetal.

Embora o uso de anestesia geral para DC tenha diminuído enquanto o uso de técnicas regionais aumentou, tanto a DC planejada quanto a não planejada continuam a ser realizadas sob anestesia geral. A anestesia geral pode ser considerada o método de anestesia mais rápido numa emergência, uma vez que evita a possibilidade de um bloqueio regional falhado. Se a mãe tem um distúrbio de coagulação que seria complicado por uma queda na pressão sanguínea (um risco com a anestesia regional), a anestesia geral é uma alternativa.

2.1.3 Indicações

Como mostra a Tabela III, as cesáreas repetidas e as realizadas por distocia têm sido as principais indicações nos Estados Unidos e em outros países ocidentais industrializados. Embora não seja possível catalogar de forma abrangente todas as indicações apropriadas para o parto cesáreo, mais de 85% são realizadas devido a cesárea anterior, distocia, sofrimento fetal ou apresentação pélvica [32].

Table III: Contribuição por indicação para a taxa global de CD em quatro países.

Taxa de partos por cesariana por 100 partos totais

Indicações	**Noruega**	**Escócia**	**Suécia**	**Estados Unidos**
Cesariana anterior	1.3	3.1	3.1	8.5
Brecha	2.1	2.0	1.8	2.6
Distocia	3.6	4.0	1.7	7.1
Sofrimento fetal	2.0	2.4	1.6	2.3
Outros	3.7	2.7	2.4	3.2
Taxa global de cesarianas	12.8	14.2	10.7	23.6

Estudos efectuados na região do Extremo-Norte dos Camarões, por Nana *et al* [33], revelam que: Desproporção céfalo-pélvica, sofrimento fetal, gestações múltiplas, cicatriz uterina prévia, macrossomia fetal e outras, foram as principais indicações para DC, como mostra a tabela IV;

Table IV: Indicação para a DC na região do Extremo-Norte Camarões

Indicações	**Hospital Regional de Maroua**		**Hospital de base religiosa**	
	n	%	n	%
Desproporção cefalopélvica	28	45.9	13	*43.3*
Sofrimento fetal	7	11.5	4	*13.3*
Gravidez múltipla	9	14.8	2	*6.7*
Cicatriz uterina anterior	8	13.1	4	*13.3*
Macrossomia fetal	2	3.2	00	*00*
Outros	7	11.5	7	*23.3*
Total	**61**	**100**	**30**	**100**

Dos 61 participantes no estudo do Hospital Regional de Maroua, 28 (45,9%) tinham a DPC como indicação frequente para DC e, entre os 30 participantes no estudo do Hospital da Fé, 13 (43,3%) tinham também a DPC como indicação frequente para DC.

2.1.4 Técnica de parto por cesariana

Com pequenas variações, o desempenho cirúrgico do parto por cesariana é comparável em todo o mundo.

Incisões abdominais

Normalmente, é utilizada uma incisão vertical na linha média ou uma incisão transversal suprapúbica. Só em circunstâncias especiais é que se pode utilizar uma incisão paramediana ou transversal média.

Incisão vertical

Uma incisão vertical infra-umbilical na linha média é a mais rápida de efetuar. A incisão deve ter um comprimento suficiente para permitir o nascimento do bebé sem dificuldade. Por conseguinte, o seu comprimento deve corresponder ao tamanho estimado do feto. É feita uma dissecção nítida ao nível da bainha anterior do reto, que é libertada de gordura subcutânea para expor uma faixa de fáscia na linha média com cerca de 2 cm de largura. O músculo reto e o músculo piramidal são separados na linha média através de uma dissecção afiada e romba para expor a fáscia transversal e o peritoneu. A fáscia transversal e a gordura pré-peritoneal são dissecadas cuidadosamente para alcançar o peritoneu subjacente. O peritoneu perto da extremidade superior da incisão é aberto cuidadosamente, quer sem corte, quer elevando-o com dois hemostatos colocados a cerca de dois cm de distância. A prega de peritoneu entre as pinças é então examinada e palpada para se ter a certeza de que o omento, o intestino ou a bexiga não estão adjacentes. Em mulheres que tenham sido submetidas a cirurgia intra-abdominal prévia, incluindo cesariana, o omento ou o intestino podem estar aderentes à superfície inferior do peritoneu. O peritoneu é incisado superiormente ao pólo superior da incisão e inferiormente até um pouco acima da reflexão peritoneal sobre a bexiga.

Incisões transversais

Com a incisão de Pfannenstiel modificada, a pele e o tecido subcutâneo são incisados através de uma incisão transversal inferior, ligeiramente curvilínea. A incisão é feita ao nível da linha dos pêlos púbicos e estende-se um pouco para além dos bordos laterais dos músculos rectos. Depois de o tecido subcutâneo ter sido separado da fáscia subjacente durante cerca de 1 cm de cada lado, a fáscia é incisada transversalmente a todo o comprimento da incisão. Sequencialmente, primeiro o bordo superior e depois o inferior da fáscia são agarrados com pinças adequadas e elevados pelo assistente, enquanto o operador separa a bainha fascial dos músculos rectos subjacentes, de forma brusca ou acentuada. Os vasos sanguíneos que correm entre os músculos e a fáscia são pinçados, cortados e ligados, ou são fulgurados com electrocautério. A hemostasia meticulosa é imperativa. A separação fascial é efectuada suficientemente perto do umbigo para permitir uma incisão longitudinal adequada do peritoneu na linha média. Os músculos rectos são então separados na linha média para expor o peritoneu subjacente. O peritoneu é aberto como discutido anteriormente.

Quando se pretende uma incisão transversal e é necessário mais espaço, a incisão de Maylard é uma opção segura [34, 35]. Nesta incisão, os músculos rectos são divididos bruscamente ou com electrocautério.

Incisões uterinas

Kerr [36] demonstrou que a incisão no útero é efectuada transversalmente no segmento uterino inferior. Ocasionalmente, pode ser utilizada uma incisão vertical do segmento inferior, tal como descrita por Kronig em 1912. A chamada incisão clássica é uma incisão vertical no corpo do útero acima do segmento uterino inferior e atingindo o fundo uterino.

2.2 Resultados neonatais da DC

Os resultados neonatais podem ser favoráveis [acontecimento normal desde o momento do nascimento (neonato vivo) até ao momento do seguimento] ou adversos (acontecimento notável desde o momento do nascimento até ao momento do seguimento). Os acontecimentos marcantes foram considerados como: dificuldade respiratória (DR), infeção, lesão de nascimento, grau de reanimação (DR), {reanimação com ventilação prolongada (isto é, > 5 minutos)} [15], morte neonatal e outros.

Os bebés nascidos por cesariana enfrentam mais riscos do que os bebés nascidos por via vaginal: são mais propensos a ter problemas respiratórios no período neonatal, mais propensos a ter dificuldades em estabelecer a amamentação e mais propensos a sofrer de asma na infância e na idade adulta [7]. Além disso, os bebés nascidos após anestesia geral têm pontuações de Apgar mais baixas do que os nascidos após anestesia espinal [2].

Torkan *et al* [8] mostraram que existe uma maior incidência de dificuldade respiratória, baixos índices de Apgar, necessidade de reanimação, lesões de parto e hipertensão pulmonar entre os recém-nascidos de CD. Além disso, num estudo realizado por Tebeu *et al* [12], verificou-se um mau resultado fetal dos fetos nascidos de CD na Região do Extremo Norte dos Camarões e revelou-se que um em cada três partos por cesariana terminou em morte fetal. Além disso, Forsah [11], em Buea, Camarões, registou 14,4% de resultados neonatais adversos (ANO) após a indicação para CD. Estes ANO incluíam: dificuldade respiratória, infecções neonatais e morte neonatal

2.2.1 Dificuldades respiratórias

O sofrimento respiratório é uma emergência comum responsável por 30-40% dos internamentos no período neonatal [37].

A dificuldade respiratória neonatal após a DC é frequentemente observada em bebés que nasceram com uma idade gestacional inferior a 34 semanas [38]. A dificuldade respiratória neonatal após a DC, especialmente nos casos em que a idade gestacional é inferior a 34 semanas ou nas primeiras duas horas após o nascimento, pode estar associada à diminuição da formação de surfactante (doença da membrana hialina) [16]. O surfactante é o medicamento de eleição num bebé com doença das membranas hialinas. Este pode ser administrado profilaticamente se o bebé tiver menos de 34 semanas de gestação ou nas primeiras duas horas após o início dos sintomas em bebés mais velhos [39, 40]. O surfactante profilático é administrado na sala de parto depois de o bebé ter sido estabilizado. A terapia de resgate é mais eficaz se for administrada nas primeiras duas horas após o nascimento. Atualmente, tanto os surfactantes naturais como os sintéticos estão a ser comercializados na Índia. O surfactante é administrado numa dose de 100 mg/kg através do tubo endotraqueal em pequenas alíquotas com ensacamento intermitente para evitar a dessaturação durante a administração e deve ser seguido de suporte ventilatório.

Deve ser feito um diagnóstico de trabalho de dificuldade respiratória neonatal nos primeiros minutos após a observação do bebé e devem ser tomadas medidas imediatas de salvamento até serem elaborados outros planos de tratamento. A dificuldade respiratória no recém-nascido é diagnosticada quando está presente uma ou mais das seguintes situações: taquipneia ou frequência respiratória superior a 60/minuto, retracções ou aumento do tórax em desenhos durante a respiração (subcostal, intercostal, esternal, supraesternal) e respiração ruidosa sob a forma de grunhido, estridor ou pieira [37]. A angústia pode ou não estar associada a cianose.

Fisiopatologia exclusiva do recém-nascido

O sofrimento prolongado e não assistido leva a hipoxémia, hipercarbia e acidose. Essas causas levam à vasoconstrição pulmonar e à persistência da circulação fetal com desvio da direita para a esquerda através do ducto e do forame oval, agravando a hipoxemia que leva à disfunção de órgãos multissistêmicos [16].

Classificação da gravidade da angústia

A gravidade da angústia respiratória é avaliada pela pontuação de Silverman Anderson e pela pontuação de Downes. Enquanto o Silverman Anderson Retraction Score (Tabela V) é mais adequado para pré-termos com HMD, o Downes' Score (Tabelas VI) é mais abrangente e pode ser aplicado a qualquer idade gestacional e condição. A pontuação deve ser efectuada em intervalos de meia hora e deve ser mantido um gráfico para determinar o progresso.

Tabela V: Pontuação de retração de Silverman-Anderson [16].

Pontuação	Retração da parte superior do tórax	Retração da parte inferior do tórax	Retração do xifoide	Nasal dilatação	Grunhido
0	Síncrono	Nenhum	Nenhum	Nenhum	Nenhum
1	Falta de inspiração	Apenas visível	Apenas visível	Mínimo	Apenas estetoscópio
2	Serra	Marcado	Marcado	Marcado	Orelha nua

Uma pontuação de >6 é indicativa de insuficiência respiratória iminente.

Quadro VI: Pontuação de Downes [16]

Pontuação	Frequência respiratória/ min	Cianose	Entrada de ar	Grunhido	Retração
0	<60	Nulo	Normal	Nenhum	Nulo
1	60-80	Ar ambiente	Suave	Ausc com estetoscópio	Suave
2	>80	em≥40%	Marcado	Audível a ouvido nu	Modrate

Uma pontuação de >6 é indicativa de insuficiência respiratória iminente.

Ausc: Auscultação

2.2.2 Apreensão

Uma convulsão é uma perturbação súbita e transitória da função cerebral, manifestada por fenómenos motores, sensoriais, autonómicos ou psíquicos involuntários, isolados ou combinados, frequentemente acompanhados de alteração ou perda de consciência. As convulsões podem ser causadas por qualquer fator que perturbe a função cerebral. Podem ocorrer após um insulto metabólico, traumático, anóxico ou infecioso ao cérebro (classificadas como crises sintomáticas à distância), ou espontaneamente sem insulto prévio conhecido ao SNC [41]. As convulsões neonatais serão classificadas utilizando a escala de coma de Blantyre [17]. A escala de coma de Blantyre é uma modificação da escala de coma de Glasgow adequada para uso em crianças pré-verbais. A escala utiliza respostas motoras e de choro à dor e inclui a capacidade de observação (Tabela VII).

Quadro VII: Escala de coma de Blantyre [17].

RESPOSTA	CONCLUSÕES	PONTUAÇÃO
Melhor resposta do motor	localiza o estímulo doloroso (pressão com a ponta romba de um lápis no esterno ou na crista supraorbital)	2
	retira o membro do estímulo doloroso (pressão com um lápis horizontal no leito ungueal do dedo da mão ou do pé)	1
	ausência de resposta ou resposta inadequada	0
Melhor resposta verbal	chora de forma inadequada com estímulos dolorosos ou se fala verbalmente	2
	gemido ou choro anormal com estímulo doloroso	1
	ausência de resposta vocal ao estímulo doloroso	0
Movimento dos olhos	observa ou segue (por exemplo, o rosto da mãe)	1
	não observa nem segue	0

Escala de coma de Blantyre = (melhor pontuação de resposta motora) + (melhor pontuação de resposta verbal) + (pontuação de movimentos oculares)

Interpretação:

Pontuação mínima: 0 (medíocre)

Pontuação máxima: 5 (bom)

Pontuação anormal: ≤ 4

2.2.3 Grau de reanimação.

Virginia APGAR desenvolveu um sistema de pontuação que era um método rápido de avaliar o estado clínico do recém-nascido com 1 minuto de idade e a necessidade de intervenção imediata para estabelecer a respiração [15]. Este sistema de pontuação forneceu uma avaliação padronizada para os bebés após o parto. A pontuação de Apgar é composta por 5 componentes: frequência cardíaca, esforço respiratório, tónus muscular, irritabilidade reflexa e cor, sendo atribuída a cada um deles uma pontuação de 0, 1 ou 2. A pontuação é agora comunicada 1 e 5 minutos após o nascimento. A pontuação de Apgar continua a ser uma abreviatura conveniente para comunicar o estado do recém-nascido e a resposta à reanimação [15].

As diretrizes do Programa de Reanimação Neonatal (PNR) afirmam que "as pontuações de Apgar não devem ser utilizadas para ditar acções de reanimação adequadas, nem as intervenções para bebés deprimidos devem ser adiadas até à avaliação de 1 minuto [42]". No entanto, uma pontuação de Apgar que permaneça 0 para além dos 10 minutos de idade pode ser útil para determinar se estão indicados esforços adicionais de reanimação [43].

PONTUAÇÃO DE APGAR E REANIMAÇÃO

A pontuação de Apgar aos 5 minutos e, em particular, a alteração da pontuação entre 1 e 5 minutos, é um índice útil da resposta à reanimação. Se a pontuação de Apgar for inferior a 7 aos 5 minutos, as diretrizes do programa nacional de reanimação indicam que a avaliação deve ser repetida de 5 em 5 minutos até aos 20 minutos. No entanto, um índice de Apgar atribuído durante a reanimação não é equivalente a um índice atribuído a um bebé em respiração espontânea [44]. Não existe uma norma aceite para a comunicação de uma pontuação de Apgar em bebés submetidos a reanimação após o nascimento, porque muitos dos elementos que contribuem para a pontuação são alterados pela reanimação. Foi sugerido o conceito de uma pontuação "assistida" que tem em conta as intervenções de reanimação, mas a sua fiabilidade preditiva não foi estudada [44]. Para descrever corretamente esses bebés e proporcionar uma documentação e recolha de dados precisas, foi proposto um formulário de relatório do índice de Apgar alargado [44]. O índice de Apgar descreve o estado do recém-nascido imediatamente após o nascimento

[45] e, quando corretamente aplicado, é um instrumento de avaliação padronizado. Ele também fornece um mecanismo para registrar a transição fetal para neonatal. O índice de Apgar é afetado pela idade gestacional, medicações maternas, ressuscitação e condições cardiorrespiratórias e neurológicas. As intervenções de reanimação modificam os componentes do índice de Apgar. É necessário que os profissionais de saúde perinatais sejam consistentes na atribuição de um índice de Apgar durante a reanimação (Tabela VIII).

Quadro VIII: APGAR SCORE [15].

SINAL	0	1	2
COR	Azul ou pálido	Acrocianótico	Completamente cor-de-rosa
RITMO CARDÍACO	Ausente	<100/minuto	>100/minuto
REFLEX IRRITABILIDADE	Sem resposta	Grimace	Choro ou abstinência ativa
TOM MUSCULAR	Limpo	Alguma flexão	Movimento ativo
RESPIRAÇÃO	Ausente	Choro fraco; Hipovolémia	Bom, a chorar

A pontuação ao 1 minuto determina a necessidade de reanimação:

A pontuação de 5 minutos é um indicador da eficiência futura do SNC

Interpretação:

7-10: Bom **4-6**: Asfixia moderada **0-3**: Asfixia grave

2.2.4 MORTE NEONATAL

A morte cerebral é definida como a perda irreversível de todas as funções do cérebro, incluindo o tronco cerebral [19]. Um exame neurológico clínico completo inclui a documentação do coma, a ausência de reflexos do tronco cerebral e a apneia [19] (Tabela IX). O exame dos reflexos do tronco cerebral [19] (Figura 1) requer a medição das vias reflexas no mesencéfalo, ponte e medula oblonga. Um doente com morte cerebral determinada está legal e clinicamente morto [19].

Tabela IX: Critérios clínicos de morte cerebral em adultos e crianças [19]

CRITÉRIOS CLÍNICOS Coma
Ausência de respostas motoras
Ausência de reacções pupilares à luz e pupilas em posição média em relação à dilatação (4-6 mm)
Ausência de reflexos da córnea
Ausência de respostas calóricas
Ausência de reflexo de vómito
Ausência de tosse em resposta à aspiração traqueal
Ausência de reflexos de sucção e de enraizamento

Ausência de impulso respiratório a uma PaCO2 de 60 mm Hg ou 20 mm Hg acima dos valores de base normais*
Intervalo entre duas avaliações, de acordo com a idade do paciente
Termo até 2 meses de idade, 48 horas
>2 meses a 1 ano de idade, 24 horas
>1 ano a <18 anos de idade, 12 horas
≥18 anos de idade, intervalo opcional

*$PaCO_2$ representa a pressão parcial do dióxido de carbono arterial.

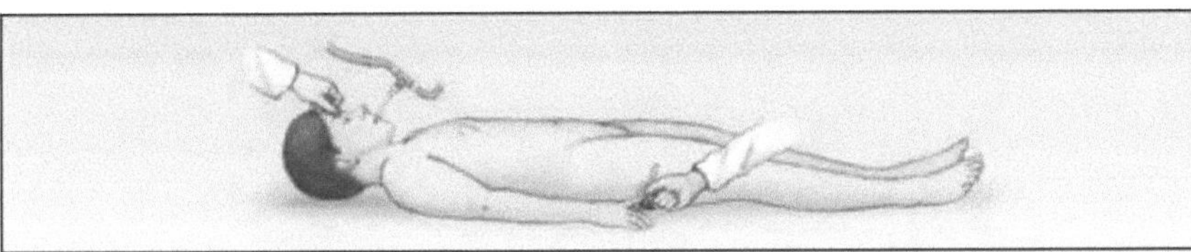

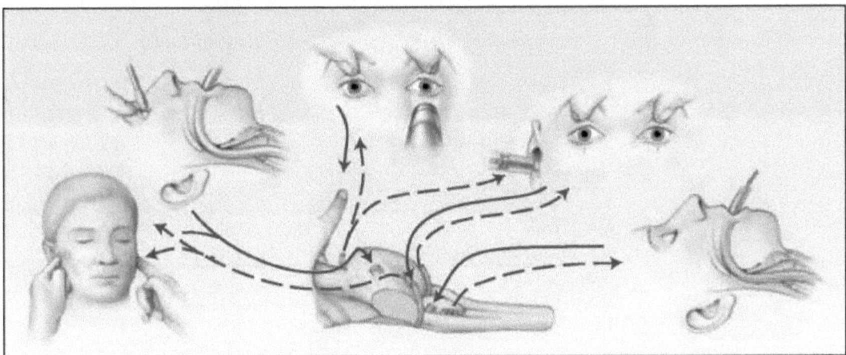

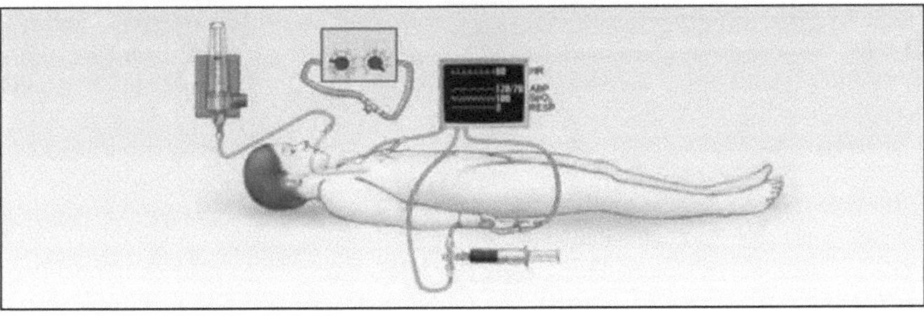

Figura 1: As etapas de um exame clínico para avaliar a morte cerebral.

Na etapa 1, o médico determina que não há resposta motora e que os olhos não se abrem quando um estímulo doloroso é aplicado ao nervo supraorbital ou ao leito ungueal. Na etapa 2, é efectuada uma avaliação clínica dos reflexos do tronco cerebral. As setas sólidas representam os membros aferentes e as setas quebradas os membros eferentes. Estão representadas a ausência de careta ou de abertura ocular com pressão profunda em ambos os côndilos ao nível da articulação temporomandibular (nervo aferente V e nervo eferente VII), a ausência de reflexo corneano provocado pelo toque no bordo da córnea (V e VII), a ausência de reflexo luminoso (II e III), a ausência de resposta oculovestibular para o lado do estímulo frio proporcionado pela água gelada (podem ser usadas como referência marcas de caneta ao nível das pupilas) (VIII e III e VI), e a ausência do reflexo da tosse provocada pela introdução de um cateter de sucção no fundo da traqueia (IX e X). No passo 3, é efectuado o teste de apneia; o médico deve observar o tórax e a parede abdominal quanto à respiração durante 8 a 10 minutos e deve monitorizar o doente quanto a alterações das funções vitais

CAPÍTULO 3 METODOLOGIA

3.1 Conceção do estudo

Trata-se de um estudo retrospetivo e prospetivo de base hospitalar, com recurso a um método descritivo e analítico.

3.2 Área de estudo e enquadramento

Foi efectuado um estudo retrospetivo e prospetivo de base hospitalar utilizando métodos descritivos e analíticos nos hospitais regionais de Limbe e Buea. Estas unidades de saúde estão situadas na região sudoeste dos Camarões e funcionam como maternidades de referência de segundo nível na região sudoeste. São efectuados cerca de 160 partos por mês, entre os quais cesarianas. As unidades de maternidade têm um total de 50 camas. Ambos os hospitais dispõem de pessoal qualificado e experiente: 5 médicos (obstetras/ginecologistas, pediatras), 4 parteiras, 10 enfermeiras e assistentes de parto

3.3 Tempo de estudo

Este estudo foi realizado num período de nove meses, ou seja, numa fase retrospetiva de seis meses, abrangendo ficheiros de julho de 2012 a dezembro de 2012, e numa fase prospetiva de três meses, de janeiro de 2013 a março de 2013. Os recém-nascidos envolvidos no estudo foram seguidos durante 2 dias na fase prospetiva.

3.4 População do estudo e amostragem

A população do estudo incluiu mulheres grávidas que deram à luz por CD e os seus recém-nascidos. Foi utilizado um método de amostragem intencional. Foram elegíveis para a fase prospetiva todas as grávidas que tiveram um parto por DC no LRH e no BRH admitidas nas maternidades dos hospitais durante o período do estudo, enquanto que para a fase retrospetiva apenas foram utilizados os processos com dados completos (i.e., processos com dados demográficos básicos e de identificação, IG, tipo e indicação de DC, exame clínico básico do neonato).

3.4.1 Critérios de inclusão

1. Todos os recém-nascidos (0-2 dias de idade) nascidos por CD
2. Neonatos que nasceram com 28 ou mais semanas de gestação via CD
3. Todas as mulheres que deram à luz por CD, recuperaram da anestesia e deram o seu

consentimento

4. Para a fase retrospetiva, foram utilizados apenas os ficheiros com informações completas durante o período de estudo . Os ficheiros foram considerados completos se contivessem dados demográficos básicos e de identificação, IG, tipo e indicação de DC, exame clínico básico do neonato.

3.4.2 Critérios de exclusão

1. Mulheres que se recusam a assinar o formulário de consentimento ou cujos familiares se recusam a fazê-lo.

2. Os ficheiros com informações em falta foram excluídos

3.4.3 Tamanho da amostra

A dimensão da amostra foi calculada utilizando a fórmula;

$$n = \frac{z^2 p(1-P)}{d^2} \text{ [46]}$$

Onde; n é a dimensão da amostra

z; é uma variante normal padrão.

p; é a estimativa pré-estudada para o Resultado Neonatal Adverso (ANO) após DC na Região do Extremo-Norte dos Camarões.

d; é a medida de exatidão.

Para um nível de confiança de 95%,

d=0.05

z=1.96 [47],

p=11.23% [12]

Substituindo o valor na equação, a dimensão da amostra; n=153,19

Arredondámos este número para 154 recém-nascidos por DC. No entanto, acabámos por ter 199 recém-nascidos, uma vez que foram recrutados para um determinado mês (mês completo).

3.5 Procedimento de estudo

Após a aprovação do protocolo pelos co-supervisores e pelo supervisor. O protocolo foi então submetido à aprovação administrativa e ética. Após a aprovação pelo comité administrativo e ético, foi pedida autorização à autoridade hospitalar para realizar o estudo no hospital.

Para a fase retrospetiva, foram avaliados os ficheiros de julho de 2012 a dezembro de 2012 e apenas foram utilizados os ficheiros com informações completas. Um ficheiro completo continha todos os pormenores relativos às caraterísticas descritivas da mãe e do neonato.

Para a fase prospetiva, o investigador utilizou a técnica de amostragem intencional para abordar e obter o consentimento dos participantes elegíveis admitidos na maternidade do hospital, utilizando um formulário de consentimento que foi anexado ao questionário. Os questionários foram pré-testados pelo investigador e foram feitas as correcções necessárias antes da realização do estudo. Depois de os participantes terem dado o seu consentimento, assinaram o formulário de consentimento.

Foram apresentados questionários às pessoas que consentiram em participar.

O investigador analisou então o(s) registo(s) dos participantes envolvidos no estudo e avaliou os seguintes resultados entre os recém-nascidos por DC;

RD, diagnóstico baseado na pontuação de retração de Silverman-Anderson (ou seja, uma pontuação>6) ou na pontuação de Downes (ou seja, uma pontuação>6) [21].

A infeção neonatal foi diagnosticada com base em: febre (instabilidade da temperatura), alimentação deficiente, convulsões {as convulsões foram classificadas utilizando a escala de coma de Blantyre (ou seja, um grau≤4) [17]}

As lesões de nascimento foram diagnosticadas com base em: deslocação da articulação, fratura óssea, laceração [18].

Grau de reanimação com base na pontuação de APGAR a 1 e 5 minutos (ou seja, uma pontuação <6), reanimação com ventilação prolongada (ou seja, > 5 minutos) [15].

A morte neonatal foi avaliada com base nos guias de morte encefálica de Wijdicks [19]. Os três achados essenciais na morte encefálica são o coma, a ausência de reflexos do tronco encefálico e a apneia, como se vê na literatura.

3.6 Controlo de qualidade

Foram pré-testados questionários estruturados em 10 mulheres pós-DC. Estas não foram incluídas na população do estudo. As perguntas foram consideradas simples e facilmente compreendidas pelas inquiridas. Para garantir a confidencialidade, foi atribuído a cada questionário um código em vez de um nome. Os resultados dos testes foram duplamente verificados pelo investigador.

3.7 Gestão e análise de dados:

Após a recolha de dados e o registo dos pormenores sobre os tipos de DC, as indicações para a DC e os resultados neonatais, procedeu-se à introdução dos dados na folha principal. Para minimizar os erros de manuseamento e preenchimento da folha de dados, uma cópia da folha de dados de cada doente foi preenchida em papel no sítio e a outra foi introduzida na base de dados EPI info 3.5.4 no computador do investigador. 10% dos questionários introduzidos foram duplamente verificados pelo investigador para detetar e corrigir erros. Os dados foram analisados utilizando o software Epi-Info 3.5.4 com a ajuda de um estatístico. Os resultados numéricos foram apresentados com as duas casas decimais mais próximas. As estatísticas descritivas (idade, idade gestacional, local do parto, estado civil, tipo de parto, tipo de anestesia, sexo dos recém-nascidos, resultados neonatais, pontuação de APGAR, ANO e peso à nascença) foram apresentadas utilizando números absolutos, médias e percentagens simples. A análise das relações entre as variáveis foi efectuada utilizando os testes estatísticos do Qui-quadrado ou exato de Fisher, quando apropriado. Um valor de p de duas caudas $\leq 0{,}05$ foi considerado estatisticamente significativo.

Foram obtidas frequências para todas as variáveis. As tabelas de frequência foram exportadas para o Microsoft Excel 2007 para a elaboração de gráficos. A população do estudo foi adequadamente descrita de acordo com a idade, a idade gestacional, o local do parto, o estado civil, o tipo de parto, o tipo de anestesia, o sexo dos recém-nascidos, os resultados neonatais, a pontuação de Apgar, a ANO e o peso à nascença, utilizando gráficos e tabelas de frequência apropriados.

O texto que se segue apresenta a análise pormenorizada do nosso estudo:

Determinar a frequência global da DC e as diferentes indicações para a DC;

$$\mathit{Overall\ frequency\ of\ CD} = \frac{\mathit{Total\ number\ CD}}{\mathit{Total\ number\ of\ deliveries\ (both\ CD\ and\ VD)}}$$

$$\mathit{Frequency\ of\ the\ various\ indications\ for\ CD} = \frac{\mathit{number\ of\ cases\ for\ specific\ indication\ for\ CD}}{\mathit{Total\ number\ of\ CD}}$$

As indicações para DC foram utilizadas como variáveis categóricas. Os dados foram apresentados em tabelas e as frequências das várias indicações foram descritas.

Determinar a frequência global dos resultados neonatais adversos (ANO) e a frequência dos ANO individuais;

$$\mathit{Overall\ frequency\ of\ ANO} = \frac{\mathit{Total\ number\ of\ ANO}}{\mathit{Total\ number\ of\ CD}}$$

$$\mathit{Frequency\ of\ the\ various\ indications\ for\ CD} = \frac{\mathit{specific\ ANO}}{\mathit{Total\ number\ of\ ANO}}$$

Os resultados neonatais adversos foram utilizados como variáveis categóricas. Os dados foram apresentados em tabelas e as frequências dos resultados neonatais adversos foram descritas.

A avaliação da relação entre as indicações para DC e os desfechos neonatais adversos foi realizada como mostra a tabela X.

As variáveis preditoras foram as indicações para DC, que aparecem como variáveis categóricas, e as variáveis de desfecho foram os vários resultados neonatais adversos, também como variáveis categóricas.

Quadro X: Análise dos dados relativos ao objetivo 3

VARIÁVEL PREDITORA	**INDICAÇÃO PARA CD**
Categorias de variáveis preditoras [6, 10, 11, 32, 33]	• Desproporção cefalopélvica • Parto por cesariana anterior • Apresentação pélvica • Macrossomia fetal

	• Placenta Praevia • Sofrimento fetal • Pré-Eclampsia grave • Eclampsia • Gravidez múltipla • Placenta Abruptio
Variável de resultado	ANO
Categorias de variáveis de resultados [2,8, 11-13]	• Dificuldade respiratória (DR), • Infeção, • Ferimento de nascimento, • Grau de reanimação (DR), • Morte neonatal
Apresentação de dados	Tabulação cruzada (tabela 10x5)
Estatística descritiva	Descrição da frequência do resultado em cada nível do fator de previsão.
Estatística inferencial	Teste exato de Fisher

3.8 Considerações éticas

A fim de respeitar todos os princípios de uma investigação ética, procurámos obter as aprovações administrativas e éticas do Conselho de Administração e do Comité de Ética.

Foram obtidas autorizações administrativas da delegação de saúde pública do Sudoeste, do BRH e do LRH. A aprovação ética foi obtida junto do comité de análise institucional da Faculdade de Ciências da Saúde da Universidade de Buea, Camarões.

Todos os direitos dos participantes foram devidamente respeitados durante a realização desta investigação, na qual a participação se deveu totalmente a um desejo pessoal. Todo o procedimento, os objectivos e as razões da investigação e o que o doente tem a ganhar ou a perder foram explicados em pormenor a cada sujeito. Além disso, estas informações foram descritas na ficha de informação e disponibilizadas aos participantes. Foi obtido o consentimento informado por escrito (apresentado no apêndice 2) de todas as mães (cuidadoras) dos recém-nascidos que foram incluídos na fase prospetiva do estudo, tendo sido concedida uma dispensa de consentimento para a fase retrospetiva do estudo pela Comissão de Revisão Institucional, uma vez que teria sido impossível realizar o estudo se fosse necessário obter o consentimento dos participantes, mas os registos/informações dos doentes foram anonimizados e desidentificados antes da análise. Para reduzir o incómodo para os recém-nascidos, o exame clínico dos recém-nascidos foi efectuado em condições estéreis padrão e com temperatura controlada.

A folha de dados não continha os nomes dos pacientes, mas sim códigos de identificação. As informações não foram divulgadas a terceiros.

3.9 Quadro concetual do nosso estudo

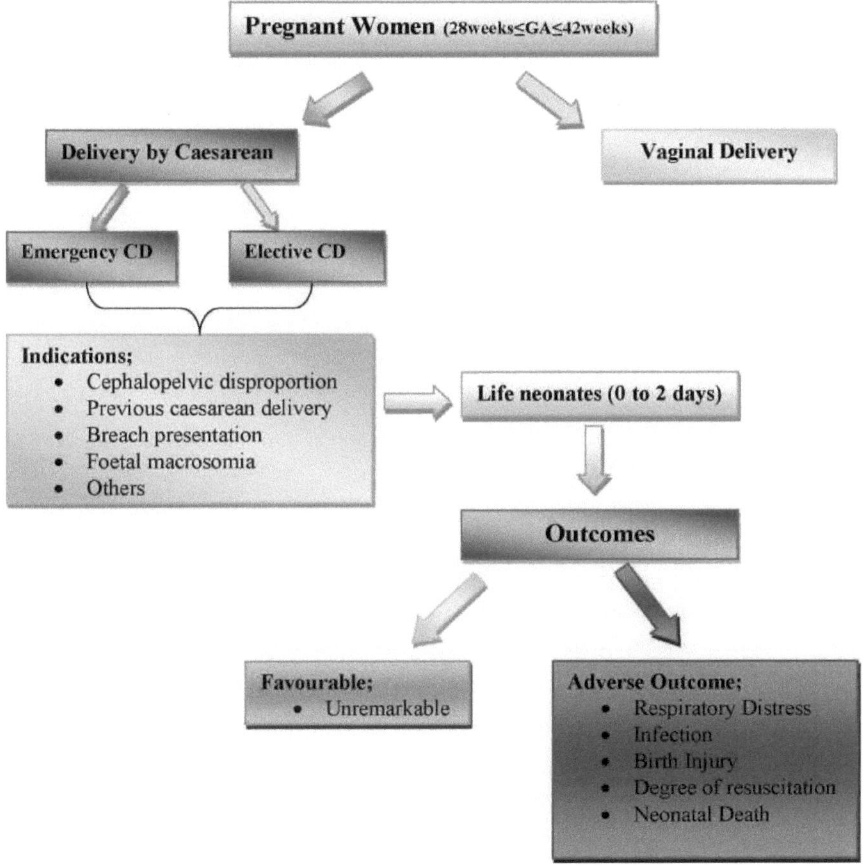

Figura 2: Quadro concetual

A figura acima ilustra o percurso das grávidas que dão à luz no LRH e no BRH.

O parto pode ser vaginal (não abrangido pelo nosso âmbito de estudo) ou cesariana.

Os resultados após a DC podem ser favoráveis ou adversos.

CAPÍTULO 4 RESULTADOS

4.1. Caraterísticas da população do estudo

4.1.1. Distribuição etária dos participantes no estudo

A idade das mães variava entre os 16 e os 43 anos. A idade média das participantes no nosso estudo era de 27,2 anos (DP=5,4). A maioria (41%) das participantes no estudo tinha idades compreendidas entre os 27 e os 32 anos, seguidas de (32%) com idades compreendidas entre os 21 e os 26 anos, enquanto a minoria (2%) tinha idades compreendidas entre os 39 e os 44 anos

(Figura 3).

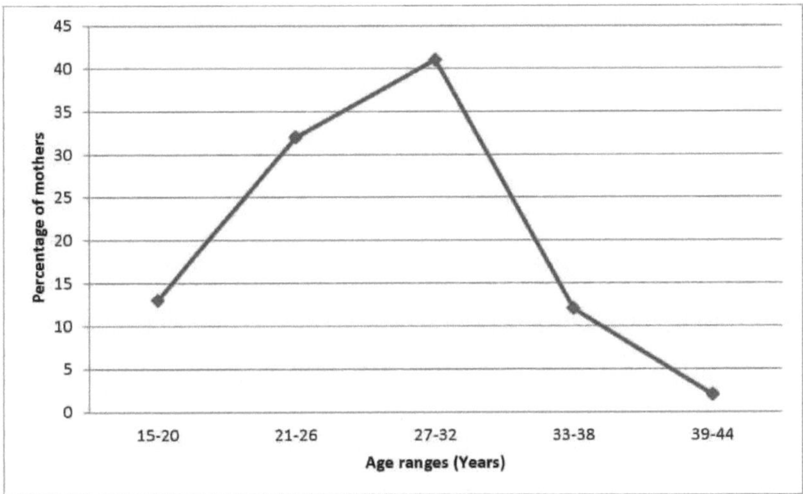

Figura 3: Distribuição etária dos 199 participantes no estudo

4.1.2. Idade gestacional das participantes no estudo

A idade gestacional (IG) dos participantes do estudo variou de 31 semanas a 44 semanas. A Figura 4 mostra a distribuição da idade gestacional da nossa população de estudo. A idade gestacional média das participantes do estudo foi de 38,9 semanas, DP=2,3. A maioria (70%) das participantes do estudo tinha idade gestacional entre 38 e 41 semanas, seguida por (16%) com idade gestacional entre 34 e 38 semanas e uma minoria (4%) com idade gestacional entre 30 e 33 semanas

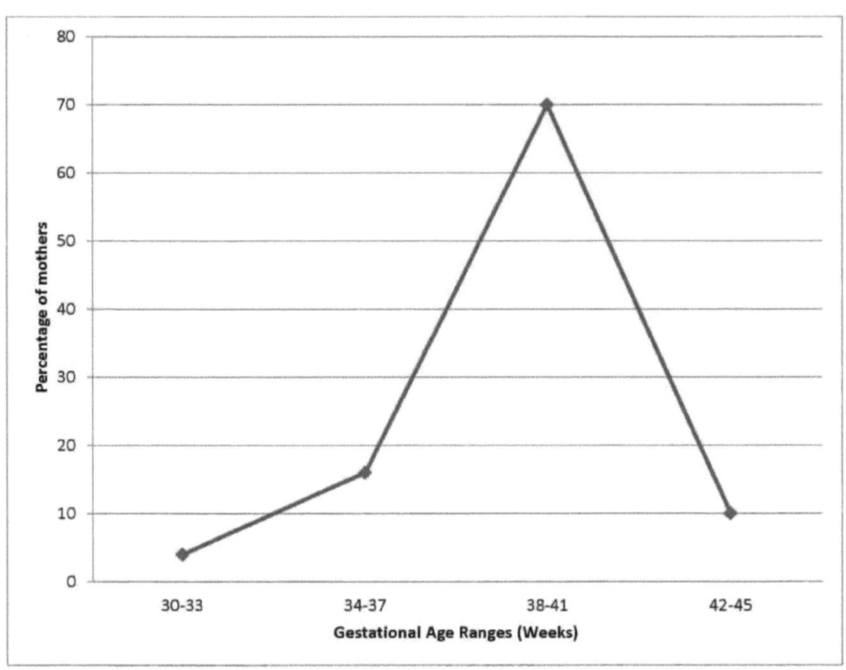

Figura 4: Distribuição da idade gestacional das 199 participantes no estudo

4.1.3. Local de entrega dos participantes no estudo

A maioria das participantes no estudo [n=134 (67,3%)] deu à luz no Hospital Regional de Buea (BRH), como mostra a Figura 5.

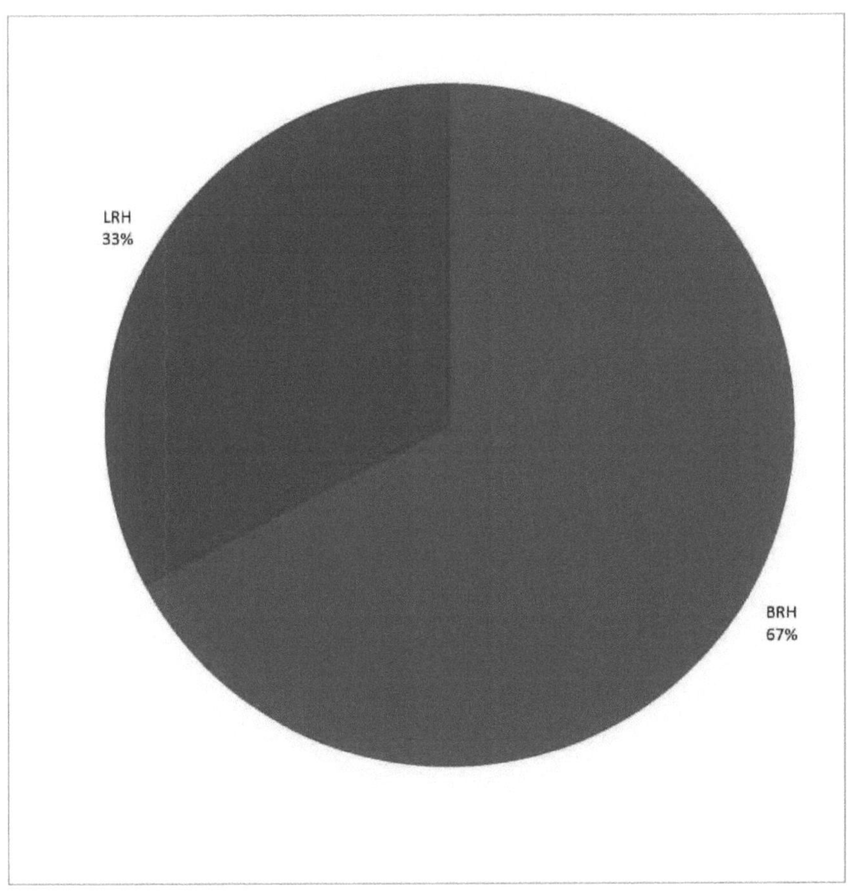

Figura 5: Distribuição dos 199 participantes no estudo por local de parto

4.1.4. Estado civil dos participantes no estudo

A maioria dos participantes no estudo, 144 (72,4%), era casada (Figura 6).

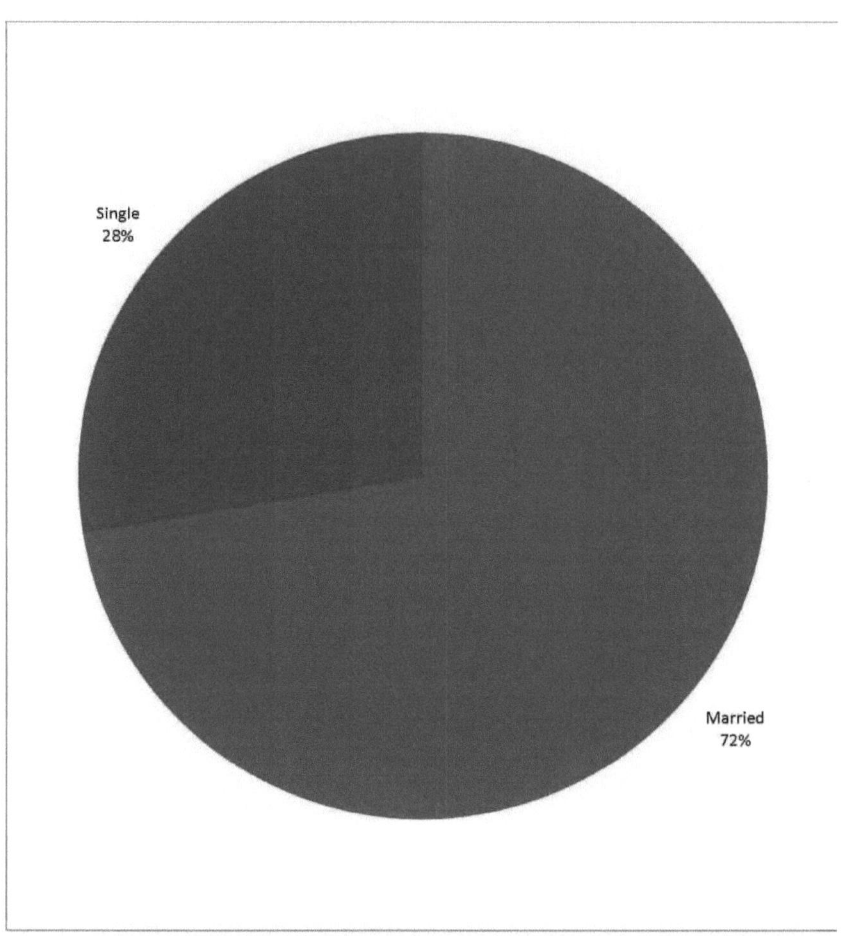

Figure 6: Distribuição dos 199 participantes no estudo por estado civil

4.1.5. Tipo de anestesia utilizada para o parto por cesariana

A maioria dos 166 (83,4%) partos por cesariana foi efectuada sob anestesia geral (Figura 7).

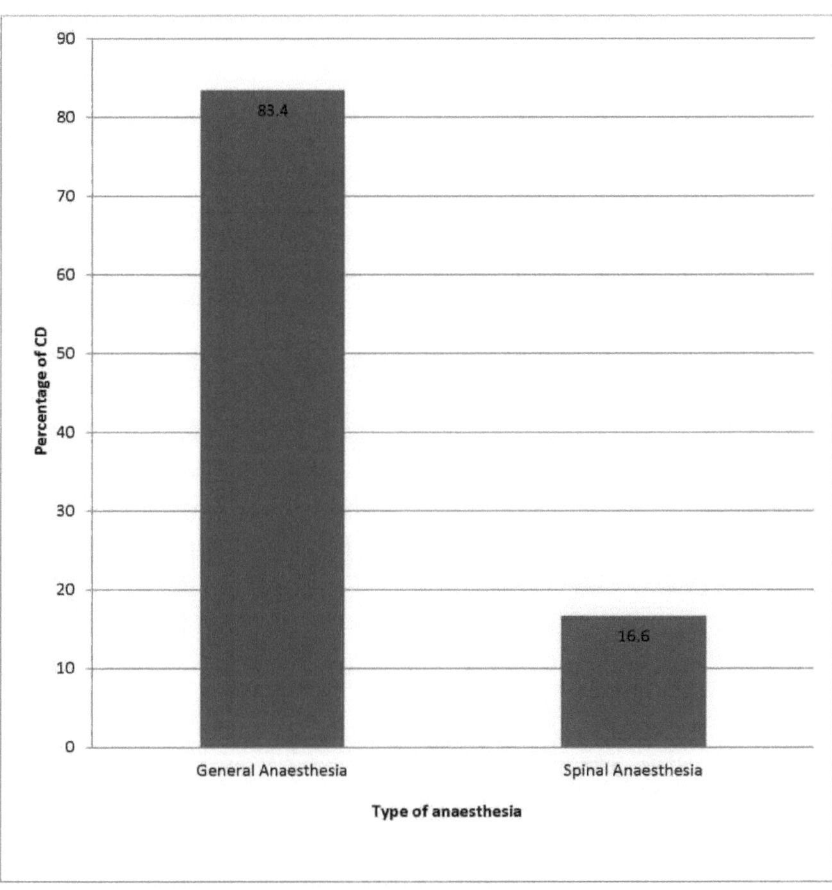

Figure 7: Distribuição dos 199 participantes no estudo por tipo de anestesia utilizada na DC

4.1.6. Distribuição por sexo dos recém-nascidos

A maioria [n= 114 (57,3%)] dos recém-nascidos era do sexo masculino (Figura 8)

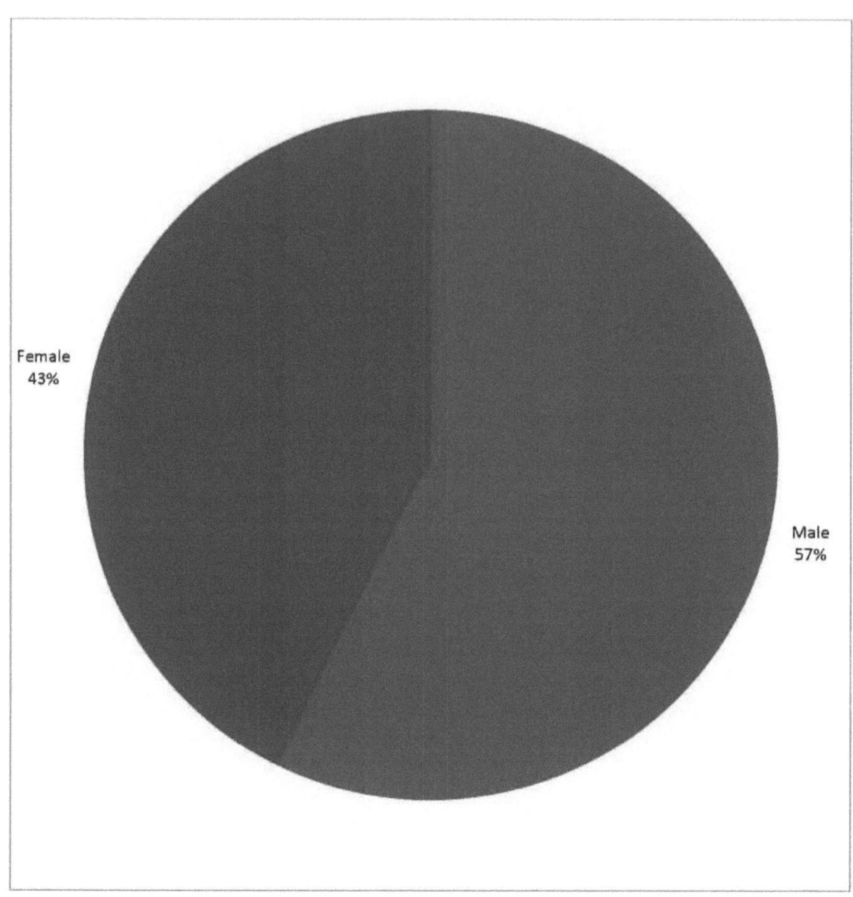

Figura 8: Distribuição dos 199 recém-nascidos por género

1.1.7. Resultados dos recém-nascidos após um parto por cesariana

Dos 199 neonatos estudados, 52 (26,1%) tiveram um desfecho adverso (Figura 9).

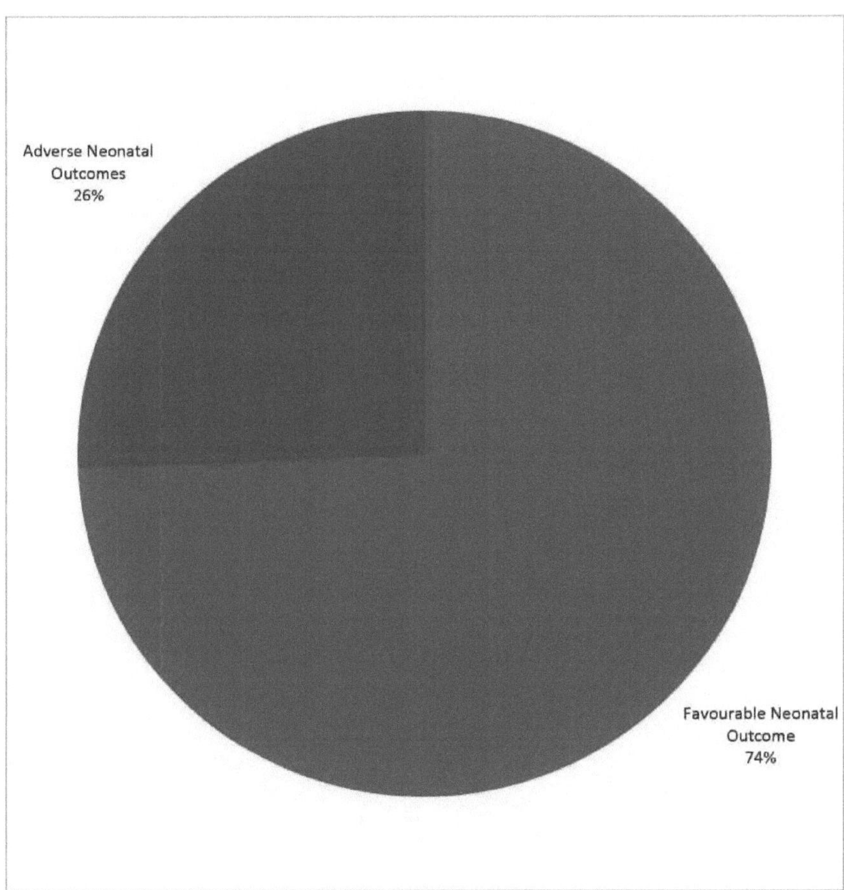

Figura 9: Resultados neonatais após DC

1.1.8. Tipos de resultados neonatais adversos

Durante o nosso estudo, observámos que 52 (26,1%) recém-nascidos tiveram resultados neonatais adversos, dos quais o resultado adverso mais frequente, 23 (46,2%), foi a dificuldade respiratória, seguido de perto por 15 (28,8%) morte neonatal, 8 (15,4%) infeção e lesão de parto, sendo o resultado adverso menos frequente 1 (1,9%), como se mostra na Tabela XI.

Tabela XI: A frequência dos vários resultados neonatais adversos

RESULTADO NEONATAL ADVERSO	N⁰ (%)
Dificuldade respiratória	24 (46.2)

Morte neonatal	15 (28.8)
Infeção	8 (15.4)
Reanimação	4 (7.7)
Ferimentos de nascimento	1 (1.9)
TOTAL	**52 (100)**

1.1.9. Distribuição do peso ao nascer entre os recém-nascidos de DC

Dos 199 recém-nascidos recrutados, o peso à nascença variava entre 1500 e 4600g.

O peso médio à nascença foi de 3213,9g (DP=568,0g). Como se pode ver no histograma de frequências abaixo, 33% dos recém-nascidos tinham peso à nascença entre 3000 e 3500g, seguidos de 25% e 23% com peso à nascença entre 3500 e 4000g e 2500 e 3000g, respetivamente. 0,5% apresentaram peso ao nascer entre

4500 a 5000g (Figura 10).

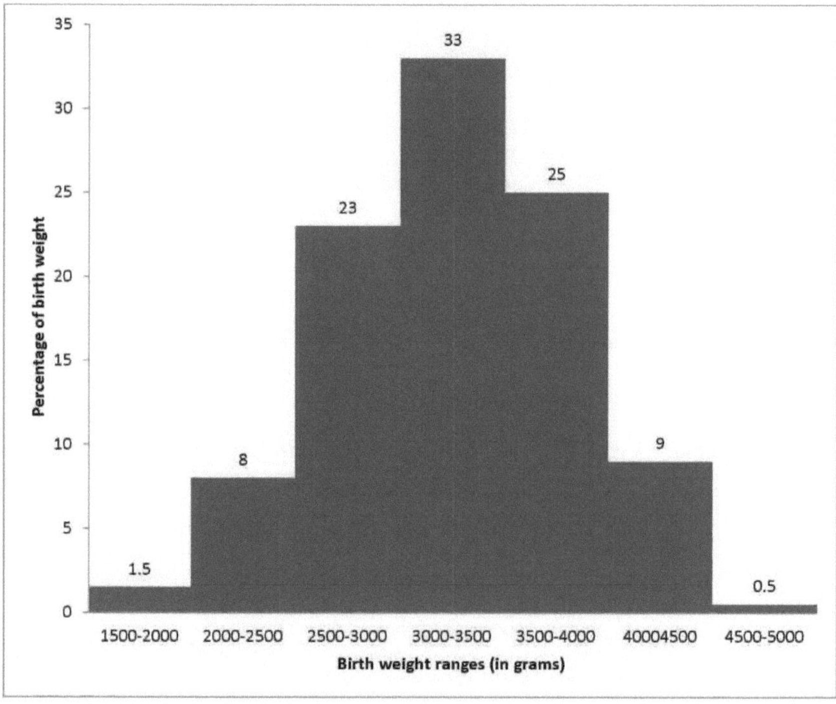

Figura 10: Distribuição do peso à nascença dos recém-nascidos

1.1.10. Pontuação APGAR dos recém-nascidos

Dos 199 recém-nascidos estudados, as pontuações de APGAR variaram entre 0 e 10, tanto ao 1 como ao 5 minuto. A média das pontuações de APGAR foi de 7,4 (DP=2,8) e 9,5 (DP=1,3) ao 1 e 5 minutos, respetivamente.

Os recém-nascidos com um índice de Apgar de 0 e 1-3 melhoraram aos 5 minutos (Quadro XII).

Tabela XII: Frequência do escore de APGAR após a DC no BRH e no LRH

PONTUAÇÃO DO APGAR	EM 1 MINUTO n (%)	EM 5 MINUTOS n (%)
0	14 (7)	14 (7)
1-3	12 (6)	0 (0)
4-6	21 (10.5)	3 (1.5)
7-9	105 (52.8)	34 (17.1)
10	47 (23.7)	148 (74.4)
TOTAL	**199 (100)**	**199 (100)**

4.2. Frequência da DC e diferentes indicações para a DC

Determinámos a frequência global de DC e a frequência das diferentes indicações para DC em LRH e BRH.

Durante o período do estudo, tivemos 556 partos no LRH, dos quais 65 (11,7%) foram de DC, enquanto que dos 936 partos no BRH 134 (14,3%) foram de DC. A frequência de DC no LRH foi de 11,7% e de 14,3% no BRH (Tabela XIII). Não há relação significativa entre via de parto e local de parto (p=0,15, teste do Qui-quadrado)

Tabela XIII: Frequência de partos no LRH e no BRH

ITINERÁRIO DE ENTREGA				
LOCAL DE ENTREGA	**CD (%)**	**PARTO VAGINAL (%)**	**TOTAL**	**Valor P**
LRH	65 (11.7)	491 (88.3)	556	
BRH	134 (14.3)	802 (85.7)	936	
TOTAL	**199 (13.3)**	**1293 (86.7)**	**1492**	**0.15**

4.2.1. Distribuição das participantes no estudo por tipo de parto por cesariana

Dos 199 participantes do estudo, 142 (71,4%) tiveram parto cesáreo (PC) de emergência, como mostra a Figura 11.

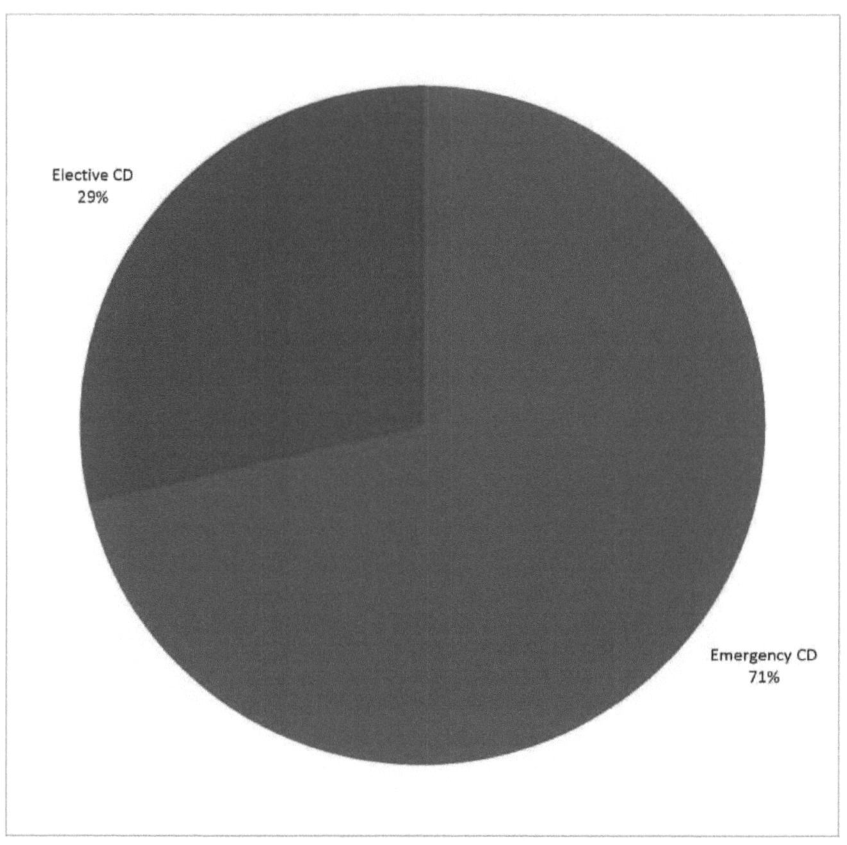

Figura 11: Distribuição dos participantes no estudo por tipo de CD

4.2.2. Frequência das várias indicações de DC no LRH e no BRH Durante o nosso estudo, tivemos 10 indicações diferentes para o parto por cesariana (DC), como mostra a tabela XIV. A desproporção cefalopélvica (DPC) 64 (32,2%) surgiu como a indicação mais frequente para DC, seguida de DC anterior [n=55 (27,6%)], pélvis [n=26 (13,1%)], sofrimento fetal [n=16 (8,0%)]. O local do parto não esteve significativamente relacionado com as várias indicações de DC p-valor=0,42, utilizando o teste exato de Fisher.

Quadro XIV: Indicações para a DC no LRH e no BRH

INDICAÇÃO PARA CD	LRH (%)	BRH (%)	N⁰ (%)	VALOR P

DPC	24 (36.9)	40 (29.9)	64 (32.2)	
CD anterior	14 (21.5)	41 (30.6)	55 (27.6)	
Brecha	6 (9.2)	20 (14.9)	26 (13.1)	
Sofrimento fetal	4 (6.2)	12 (9.0)	16 (8.0)	
Macrossomia fetal	8 (12.3)	7 (5.2)	15 (7.5)	
Placenta Praevia	3 (4.6)	6 (4.5)	09 (4.5)	
Eclampsia	3 (4.6)	4 (3.0)	07 (3.5)	
Pré-Eclampsia grave	1 (1.5)	3 (2.2)	04 (2.0)	
Gravidez múltipla	1 (1.5)	1 (1.5)	02 (1)	
Placenta Abruptio	1 (1.5)	0 (0.0)	01 (0.5)	
Total	**65 (100)**	**134 (100)**	**199 (100)**	**0.42**

4.3. Frequência e descrição dos resultados neonatais adversos (ANO)

Determinámos a frequência de resultados neonatais adversos e a frequência dos diferentes resultados neonatais adversos em LRH e BRH.

Tivemos 65 DC no LRH, das quais 17 (25,4%) tiveram desfechos neonatais adversos, enquanto que das 134 DC no BRH 34 (26,2%) tiveram desfechos neonatais adversos, com uma prevalência global de 26,1% para os ANOs. Há uma ocorrência significativamente maior de DC com OAN no BRH, p-valor=0,003 usando o teste do qui-quadrado (Tabela XV).

Tabela XV: Frequência de resultados neonatais adversos no LRH e no BRH

RESULTADOS NEONATAIS ADVERSOS

LOCAL DE ENTREGA	SIM (%)	NÃO (%)	TOTAL	VALOR P
LRH	17 (25.4)	48 (74.6)	65	
BRH	35 (26.2)	100 (73.8)	134	
TOTAL	**52 (26.1)**	**147 (73.9)**	**199**	**0.003**

4.3.1. Frequência dos diferentes Desfechos Neonatais Adversos no LRH e no BRH

O resultado adverso mais frequente foi a dificuldade respiratória observada em 24 recém-nascidos (46,2%), seguida de perto pelo óbito neonatal 15 (28,8%) e infeção 8 (15,4%). A lesão no parto foi o resultado adverso menos frequente, 1 (1,9%). P=0,98 utilizando o teste exato de Fisher. (Tabela XVI).

Tabela XVI: Frequência dos diferentes ANOs no LRH e no BRH

RESULTADO NEONATAL ADVERSO	LRH (%)	BRH (%)	Nº (%)	Valor de P
Dificuldade respiratória	4 (23.5)	20 (57.1)	24 (46.2)	
Morte neonatal	6 (35.3)	9 (25.7)	15 (28.8)	
Infeção	5 (29.4)	3 (8.6)	8 (15.4)	
Reanimação	2 (11.8)	2 (5.7)	4 (7.7)	
Ferimentos de nascimento	0 (0.0)	1 (2.9)	1 (1.9)	
TOTAL	**17 (100)**	**35 (100)**	**52 (100)**	**0.89**

4.4. Relação entre indicações para DC e ANO

Avaliámos a relação entre as indicações para DC e os resultados neonatais adversos (ANOs) em LRH e BRH.

Durante o nosso estudo, observámos que o DPC teve uma prevalência de 16 (30,8%) para os vários tipos de ONA, seguido de perto pelo sofrimento fetal com uma prevalência de 10 (19,2%) para o ONA e pela DC prévia com uma prevalência de 8 (15,4%) para o ONA. A gravidez múltipla surge com uma prevalência de 1 (1,9%) para ANO. Além disso, observámos que a placenta abrupta não tinha ANO. Além disso, verificámos uma relação estatisticamente significativa entre a ONA e a indicação para DC, com um valor de p=0,02, utilizando o teste exato de Fisher (Tabela XVIII)

Quadro XVII: Relação entre as indicações para DC e ANO

Indicação para DC	N	N com ANO	Ocorrência global de ANO
DPC	64 (32.2)	16 (30.8)	Infeção, Morte neonatal, Dificuldade respiratória, Reanimação
Sofrimento fetal	16 (8.0)	10 (19.2)	Infeção, Morte neonatal, Dificuldade respiratória, Reanimação
CD anterior	55 (27.6)	8 (15.4)	Infeção, Morte neonatal, Dificuldade respiratória
Brecha	26 (13.1)	4 (7.7)	Infeção, Morte neonatal
Macrossomia fetal	15 (7.5)	4 (7.7)	Lesão de nascimento, Morte neonatal, Angústia respiratória
Placenta Praevia	09 (4.5)	4 (7.7)	Morte neonatal, Dificuldade respiratória

Eclampsia	07 (3.5)	3 (5.8)	Infeção, dificuldade respiratória
Pré-Eclampsia grave	04 (2.0)	2 (3.8)	Morte neonatal, Dificuldade respiratória
Gravidez múltipla	02 (1)	1 (1.9)	Dificuldade respiratória
Placenta Abruptio	01 (0.5)	0 (0.0)	
Total	**199 (100)**	**52 (100)**	

Quadro XVIII: Relação entre as indicações para DC e os vários tipos de ANO

TIPOS DE RESULTADOS NEONATAIS ADVERSOS

Indicação para DC	**RD**	**ND**	**Infeção**	**RE**	**BI**	**TOTAL**	**P**
	n(%)	**n(%)**	**n(%)**	**n(%)**	**n(%)**	**n(%)**	**valor**
DPC	6(25.0)	6(40.0)	2(25.0)	2(50.0)	0(0.0)	**16(30.8)**	
Sofrimento fetal	5(20.8)	2(13.3)	1(12.5)	2(50.0)	0 (0.0)	**10(19.2)**	
CD anterior	5(20.8)	1(6.7)	2(25.0)	0(0.0)	0(0.0)	**8(15.4)**	
Brecha	0(0.0)	2(13.3)	2(25.0)	0(0.0)	0(0.0)	**4(7.7)**	
Macrossomia fetal	2(8.3)	1(6.7)	0(0.0)	0(0.0)	1(100)	**4(7.7)**	
Placenta Praevia	2(8.3)	2(13.3)	0(0.0)	0(0.0)	0(0.0)	**4(7.7)**	
Eclampsia	2(8.3)	0(0.0)	1(12.5)	0(0.0)	0(0.0)	**3(5.8)**	
Pré-eclâmpsia grave	1(4.2)	1(6.7)	0(0.0)	0(0.0)	0(0.0)	**2(3.8)**	
Gravidez múltipla	1(4.2)	0(0.0)	0(0.0)	0(0.0)	0(0.0)	**1(1.9)**	
Placenta Abruptio	0(0.0)	0(0.0)	0(0.0)	0(0.0)	0(0.0)	**0(0.0)**	
TOTAL	**24(100)**	**15(100)**	**8(100)**	**4(100)**	**1(100)**	**52(100)**	**0.02**

RD=Desconforto Respiratório, ND=Óbito Neonatal, BI=Lesão de Nascimento, RE=Grau de Reanimação

4.4.1. Relação entre o tipo de anestesia e os resultados neonatais adversos globais

Dos 166 partos por cesariana efectuados sob anestesia geral (AG), 46 (27,7%) tiveram resultados neonatais adversos, enquanto dos 33 partos por cesariana efectuados sob anestesia espinal (AS), 6 (18,2%) tiveram resultados neonatais adversos. A taxa de ANO não diferiu significativamente consoante o tipo de anestesia, com um valor de p = 0,15 utilizando o teste do qui-quadrado (Quadro XIX).

Tabela XIX: Relação entre tipos de anestesia e ANO global

RESULTADOS NEONATAIS ADVERSOS

TIPOS DE ANESTESIA	SIM (%)	NÃO (%)	TOTAL	VALOR P
GERAL	46 (27.7)	120 (72.3)	166	
ESPINAL	6 (18.2)	27 (81.8)	33	
TOTAL	**52 (26.1)**	**147 (73.9)**	**199**	**0.15**

4.4.2. Relação entre os diferentes tipos de ANO e os tipos de anestesia

Dos 46 (88,5%) neonatos nascidos sob AG, 23 (95,8%) apresentaram desconforto respiratório, enquanto que, dos 6 (11,5%) neonatos nascidos sob AG, 3 (20,0%) morreram. Não houve relação estatisticamente significativa entre o tipo de anestesia e a ANO, p-valor=0,64 usando o teste exato de Fisher (Tabela XX).

Quadro XX: Relação entre as diferentes ANO e os tipos de anestesia

ANO	Geral Anestesia (%)	Anestesia espinhal (%)	N⁰ (%)	Valor P
Respiratório Angústia	23(95.8)	1 (4.2)	24	
Morte neonatal	12(80.0)	3 (20.0)	15	
Infeção	7 (87.5)	1 (12.5)	8	
Reanimação	3 (75.0)	1 (25.0)	4	
Ferimentos de nascimento	1 (100.0)	0 (0.0)	1	
TOTAL	**46 (88.5)**	**6 (11.5)**	**52**	**0.64**

4.4.3. Relação entre o local do parto e os tipos de anestesia

Dos 166 partos cesáreos feitos sob anestesia geral (AG), 134 (80,7%) foram realizados no BRH, enquanto dos 33 partos cesáreos feitos sob raquianestesia (AS), nenhum foi realizado no BRH. Houve uma ocorrência significativamente maior de DC com o uso de anestesia geral no BRH, p-valor<0,001 usando o teste do qui-quadrado (Tabela XXI).

Tabela XXI: Relação entre o local do parto e os tipos de anestesia

LOCAL DE ENTREGA				
TIPOS DE ANESTESIA	**BRH(%)**	**LRH(%)**	**TOTAL**	**VALOR P**
GERAL	134 (80.7)	32 (19.3)	166	

ESPINAL	0 (0)	33 (100)	33	
TOTAL	**134 (67.3)**	**65 (32.7)**	**199**	**<0.001**

4.4.4. Relação entre os tipos de DC e ANO

Das 142 CD de emergência, 49 (34,5%) apresentaram ONA, enquanto que das 57 CD electivas, 3 (5,3%) apresentaram ONA. As ONA foram significativamente mais frequentes após as CD de urgência do que após as CD electivas, p-value=<0,001 utilizando o teste do Qui-quadrado (Tabela XXII).

Tabela XXII: Relação entre resultados neonatais adversos e tipos de DC

RESULTADOS NEONATAIS ADVERSOS

TIPOS DE CD	SIM (%)	NÃO (%)	TOTAL	VALOR P
EMERGÊNCIA	49 (34.5)	94 (65.5)	142	
ELECTIVA	3 (5.3)	54 (94.7)	57	
TOTAL	**52 (26.1)**	**147 (73.9)**	**199**	**<0.001**

4.4.5. Relação entre os diferentes tipos de ANO e os tipos de DC

Dos 49 (94,2%) neonatos nascidos após CD de emergência, 22 (91,7%) apresentaram desconforto respiratório, seguido de perto por 15 (100,0%) óbitos neonatais. Não houve associação significativa entre ANO e tipos de CD p-valor=0,43 usando o teste exato de Fisher (Tabela XXIII).

Tabela XXIII: Relação entre os diferentes ANO e os tipos de DC

ANO	EMERGÊNCIA (%)	ELECTIVA (%)	N^{0} (%)	Valor P
Dificuldade respiratória	22 (91.7)	2 (8.3)	24	
Morte neonatal	15 (100.0)	0 (00)	15	
Infeção	7 (87.5)	1 (12.5)	8	
Reanimação	4 (100.0)	0 (0.0)	4	
Ferimentos de nascimento	1 (100.0)	0 (0.0)	1	
TOTAL	**49 (94.2)**	**3 (5.8)**	**52**	**0.43**

4.4.6. Relação entre os vários tipos de OAN e o local do parto Dos 35 (67,3%) recém-nascidos nascidos no BRH, 20 (83,3%) apresentaram dificuldade respiratória, seguidos de perto por 9 (60,0%) que morreram, enquanto dos 17 (32,7%) recém-nascidos no LRH 6

(40,0%) morreram e 5 (62,5%) foram infectados. Não houve associação significativa entre a ANO e o local de parto, p-valor=0,92 usando o teste exato de Fisher (Tabela XXIV)

Quadro XXIV: Relação entre as diferentes ANO e o local de entrega

LOCAL DE ENTREGA				
ANO	**BRH (%)**	**LRH (%)**	**N⁰ (%)**	**Valor P**
Dificuldade respiratória	20 (83.3)	4 (16.7)	24	
Morte neonatal	9 (60.0)	6 (40.0)	15	
Infeção	3 (37.5)	5 (62.5)	8	
Reanimação	2 (50.0)	2 (50.0)	4	
Ferimentos de nascimento	1 (100.0)	0 (0.0)	1	
TOTAL	**35 (67.3)**	**17 (32.7)**	**52**	**0.92**

4.4.7. Relação entre os tipos de CD e o local de entrega

Dos 142 partos cesáreos de urgência, 92 (64,8%) foram realizados no BRH, enquanto que dos 57 partos cesáreos eletivos, 42 (73,7%) foram realizados no BRH. Não houve ocorrência significativa entre os tipos de CD e o local do parto p-valor=0,15 pelo teste exato de Fisher (Tabela XXV).

Tabela XXV: Relação entre os tipos de CD e o local de entrega

LOCAL DE ENTREGA				
TIPOS DE CD	**BRH (%)**	**LRH (%)**	**TOTAL**	**VALOR P**
EMERGÊNCIA	92 (64.8)	50 (35.2)	142	
ELECTIVA	42 (73.7)	15 (26.3)	57	
TOTAL	**134 (67.3)**	**65 (32.7)**	**199**	**0.15**

CAPÍTULO 5 DISCUSSÃO, CONCLUSÃO E RECOMENDAÇÃO 5.1 DISCUSSÃO

No nosso estudo, registámos uma taxa de partos por cesariana (PC) dentro dos valores normais esperados e também observámos que a desproporção cefalopélvica (DPC) tinha a taxa mais elevada de indicação para PC. Além disso, registámos uma elevada prevalência de resultados neonatais adversos, sendo a dificuldade respiratória o resultado neonatal adverso mais frequente. Observámos também uma associação significativa entre as indicações para DC e os vários tipos de resultados neonatais adversos (ANO).

No nosso estudo, a taxa de DC foi de 13,3%. A nossa taxa situa-se no intervalo de 10-15%, conforme proposto pela Organização Mundial de Saúde (OMS) para a taxa mundial de DC [24] e dentro dos intervalos relatados noutros estudos [9, 48], embora seja inferior à taxa observada no estudo realizado por Forsah em Buea [11] e noutros estudos [49- 62]. Além disso, os médicos dos nossos hospitais têm em mente a proposta da OMS de 1985: não há justificação para que qualquer região tenha taxas de DC superiores a 10-15% [24, 63, 64] e estão, portanto, a trabalhar para tornar esta afirmação verdadeira nos seus vários hospitais. Está a ser feita muita sensibilização para garantir que os intervalos da taxa mundial de DC, tal como proposto pela OMS [24], sejam cumpridos na RTS. A variação nos estudos pode ser atribuída a: exigências maternas para o procedimento, pressão do obstetra que favorece o recurso ao CD, mudanças no tamanho da população, factores socioeconómicos e o uso limitado do parto vaginal instrumental.

Observámos que a DPC foi a indicação mais frequente para DC (32,2%). Este facto está correlacionado com as conclusões de Forsah em Buea [11], Nana *et al* [33] na região do extremo norte dos Camarões e Sugewe [60] em Yaoundé. É também consistente com os resultados da maioria dos estudos [9, 49, 52, 53, 62, 65-68]. Por outro lado, num estudo realizado por Aziz *et al* [50] e Bangal *et al* [51], a DC anterior foi a indicação mais frequente para a DC. Este facto pode estar relacionado com a opinião de que "uma vez DC, sempre DC" [69, 70].

No nosso estudo, vale a pena notar que pelo menos um em cada cinco neonatos nascidos de DC teve um Resultado Neonatal Adverso (ANO). Este facto correlaciona-se com os resultados obtidos por Forsah em Buea [11] e Tebeu *et al* [12]. Este facto pode ser atribuído ao seguinte: a maior parte dos partos por cesariana foram feitos de emergência, a anestesia geral foi o tipo de anestesia frequentemente utilizado durante o CD e a falta de Unidade de Cuidados Intensivos Neonatais (UCIN). Além disso, em estudos realizados por [2, 29-31], verificou-se que o aumento do uso de anestesia geral como o tipo de anestesia para o CD estava associado ao aumento da ANO. Além disso, em um estudo realizado por Nana *et al* [33] na região Extremo-Norte dos Camarões, revelou que a indicação de emergência para DC estava associada a um alto ANO.

A angústia respiratória (RD) foi a ONA mais comum identificada (>30%). Isso também é consistente com os achados na maioria dos estudos [48, 66, 71, 72]. Por outro lado, num estudo conduzido por Allison [73] e Tebeu *et al* [12], a morte neonatal foi a ONA mais comum, que é a segunda ONA mais frequente no nosso estudo. Além disso, essa variação pode estar relacionada com: o tipo de indicação de DC e a ONA resultante.

No nosso estudo, existe uma relação estatisticamente significativa entre os tipos de DC e ANO. Observamos mais ANO (34,5%) com indicações de emergência para DC. Achados semelhantes foram observados em alguns estudos [11-13, 18]. Isso pode ser devido à exigência da indicação de DC.

De referir ainda que, existe uma associação significativa entre as indicações para DC e os vários tipos de ONA, sendo que o DPC surge com o maior número (30,8%) de tipos de ONA (infeção, morte neonatal, dificuldade respiratória, grau de reanimação), seguido de perto pelo sofrimento fetal (19,2%), com ONA semelhante. É também de salientar que a placenta descolada não apresentava risco de ONA, seguida de perto pela gravidez múltipla, com 1 (1,9%) ONA (dificuldade respiratória). Este facto pode estar relacionado com a elevada prevalência de DPC (32,2%) e a baixa prevalência de gravidez múltipla (1%) e de placenta abrupta (0,5%)

O nosso estudo limitou-se a apenas dois hospitais nos Camarões. No entanto, os resultados de outros estudos [9, 13, 24, 48, 52, 62, 66, 67] concordam com as nossas conclusões; por conseguinte, é possível inferir estes resultados. Além disso, limitámos o nosso estudo aos resultados adversos após as CDs. Por conseguinte, sugerimos a realização de mais investigação, comparando as várias frequências de resultados adversos entre neonatos nascidos por cesariana e neonatos nascidos por via vaginal.

Além disso, o nosso estudo utilizou o LRH e o BRH para atingir o tamanho da amostra requerido, apesar dos seguintes resultados e diferenças entre os dois hospitais:

1. Observamos uma ocorrência significativamente maior de DC com o uso de anestesia geral no BRH

2. As suas equipas e protocolos de CD são diferentes

3. Os seus sistemas de reanimação e os seus actores são diferentes.

Propomos, portanto, a realização de um novo estudo, comparando os resultados neonatais após o parto por cesariana nos hospitais LRH e BRH.

5.2. CONCLUSÃO

Em conclusão, o nosso estudo mostrou que a taxa de DC (13,3%) está dentro dos limites propostos pela OMS, sendo a DPC a indicação mais frequente (32,2%) para DC. Para além disso, pelo menos um em cada cinco recém-nascidos com DC tinha uma ONA, sendo a angústia respiratória a ONA mais frequente, o que suscita preocupação face à taxa de DC. Além disso, observámos uma associação significativa entre as indicações para DC e os vários tipos de ONA. O DPC e o sofrimento fetal tiveram o pior prognóstico de ONA, enquanto o abruptio placenta e a gestação múltipla tiveram o menor ONA.

5.3. RECOMENDAÇÃO

5.3.1. Recomendação às autoridades sanitárias da nossa região

A taxa de DC estava dentro dos intervalos propostos pela OMS, mas, nesta taxa, o ANO era elevado. Por conseguinte, recomendamos que as indicações para a DC sejam bem analisadas antes da realização do procedimento.

Além disso, a associação da DPC e do sofrimento fetal a resultados neonatais de pior prognóstico exige que os médicos considerem opções de tratamento, como a profilaxia antibiótica e a oxigenoterapia para os recém-nascidos, antes da DC.

5.3.2. Recomendação ao Ministério da Saúde Pública dos Camarões

A elevada prevalência de OAN associada à DC é preocupante, pelo que recomendamos;

1) a criação de uma UCIN no hospital de referência onde esses recém-nascidos possam ser admitidos e acompanhados

2) que seja criado um sistema de formação do pessoal de saúde para trabalhar na UCIN

REFERÊNCIAS

1. Mukherjee SN. Rising caesarean section rate. In J Obstet Gynecol 2006; **56**:298-300.

2. Lopes T, Spirtos N, Naik R, Monaghan J. (2010). Bonney's Gynaecological Surgery, (11ª ed). Blackwell Publishing Ltd 2010.

3. XII Congresso Mundial de Ginecologia e Obstetrícia, Rio de Janeiro, outubro de 1988. In: Avanços em ginecologia e obstetrícia, volume 5. Gravidez e trabalho de parto. Londres, Parthenon Publishing Group, 1989.

4. UNICEF/WHO/UNFPA, (1997). Diretrizes para a monitorização da disponibilidade e utilização de serviços obstétricos. Nova Iorque, Fundo das Nações Unidas para a População, 1999.

5. Programa Especial de Investigação do PNUD/UNFPA/OMS/Banco Mundial (2008). Destaques das realizações, 1990-2001. Genebra, Organização Mundial de Saúde, Departamento de Saúde Reprodutiva e Investigação, Saúde Familiar e Comunitária 2008; **14**:470-83.

6. Zelop C, Heffner LJ. The downside of cesarean delivery: short and long term complications. In J Obstet Gynecol 2004; **47**:386-93.

7. Boley JP. The history of cesarean section. Can Med Assoc J 1991; **145**:31922.

8. Torkan B, Parsay S, Lamyian M, Kazemnejad A, Montazeri A. Postnatal quality of life in women after normal vaginal delivery and caesarean section (Qualidade de vida pós-natal em mulheres após parto vaginal normal e cesariana). BMC Preg Childbirth 2009; **9**:4.

9. Geidam AD, Audu BM, Kawuwa BM, Obed JY. Tendência crescente e indicações de cesariana no hospital universitário da Universidade de Maiduguri, Nigéria. Ann Afr Med 2009; **8**:127-32.

10. Diallo FB, Diallo MS, Bangoura S, Diallo AB, Camara Y. Cèsarienne = facteur derèduction de morbiditè et de mortalitè foeto-maternelle au Centre Hospitalier Universitaire Ignace Deen de Conakry (Guinée). Méd d'Afrique Noire 1998; **45**:123-28.

11. Forsah SF. Taxas, indicações e complicações dos partos por cesariana: O caso do Hospital Regional de Buea. Tese de doutoramento não publicada, Faculdade de Ciências da Saúde da Universidade de Buea, Buea, Camarões, 2012.

12. Tebeu PM, Ngassa P, Mboudou E, Kongnyuy EJ, Binam F, Obama MT. Sobrevivência neonatal após parto por cesariana no norte dos Camarões. Int J Gynaecol Obstet 2008; **103**(3):259-60.

13. Zanardo V, Simbi AK, Franzoi M, Soldà G, Salvadori A, Trevisanuto D. Neonatal respiratory morbidity risk and mode of delivery at term: influence of timing of elective caesarean delivery. Ata Pædiatr 2004; **93**:643-47.

14. Cunningham FG, Leveno KJ, Bloom SL, Hauth JC, Gilstrap III LC, Wenstrom KD, editores. Williams OBSTETRICS. Texas: McGraw-Hill; 2007.

15. Academia Americana de Pediatria, Comité do Feto e do Recém-Nascido, Colégio Americano de Obstetras e Ginecologistas e Comité de Prática Obstétrica. J Paediatr 2006; **117**:1444-47.

16. Mathai SC, Raju CU, Kanitkar CM. Management of Respiratory Distress in the Newborn (Tratamento do desconforto respiratório no recém-nascido). MJAFI 2007; **63**:269-72.

17. Molyneux ME, Borgstein A, Taylor TE, Wirima JJ. Caraterísticas clínicas e indicadores de prognóstico na malária cerebral pediátrica: um estudo de 131 crianças do Malawi em coma. Q J Med 1989; **71**: 441-59.

18. Alexander JM, Leveno KJ, Hauth J, Landon MB, Thom E, Spong CY *et al.* Instituto Nacional de Saúde Infantil e Desenvolvimento Humano Rede de Unidades de Medicina Materno-Fetal. Obstet Gynecol 2006; **108**:885-900.

19. Wijdicks EF. O diagnóstico da morte cerebral. NEJM 2001; **344**(16): 1215-21.

20. Todman D. A history of caesarean section: From ancient world to the modern era. The Royal Australian and New Zealand College of Obstetricians and Gynaecologists 2007; **47**:357-61.

21. Pickrell K. An inquiry into the history of cesarean section (Uma investigação sobre a história da cesariana). Bull Soc Med Hist (Chicago) 1935; **4**:414-53.

22. Sewell JE, 1993 Cesarean delivery: a brief history. Uma brochura para acompanhar uma exposição sobre a história da cesariana na Biblioteca Nacional de Medicina. American College of Obstetricians and Gynecologists, Washington, DC.

23. Serviço de Saúde Pública dos EUA, (1991). Gabinete de Saúde Materna e Infantil.

Washington, DC, Departamento de Saúde e Serviços Humanos. Publicação n.º HRSA-M-CH 91-2.

24. Organização Mundial de Saúde. Appropriate technology for birth. Lancet 1985; **2**:436-7.

25. Gibbons L, Belizân JM, Lauer JM, Betrân AP, Merialdi M, Althabe F. (2010) World Health Report: The Global Numbers and Costs of Additionally Needed and Unnecessary Caesarean Sections Performed per Year: Overuse as a Barrier to Universal Coverage. Organização Mundial de Saúde, Documento de referência, 30.

26. Betrân AP, Merialdi M, Lauer JA, Bing-Shun W, Thomas J, Van Look P, Wagner M. Rates of caesarean section: analysis of global, regional and national estimates. Perinat Epidem 2007; **21** (2):98-113.

27. Villar J, Valladares E, Wojdyla D, Zavaleta N, Carroli G, Velazco A, *et al.* Taxas de parto por cesariana e resultados da gravidez: o inquérito global da OMS de 2005 sobre saúde materna e perinatal na América Latina. Lancet 2006; **368**(9535):580.

28. Sociedade Americana de Anestesiologistas. Força-tarefa em Anestesia Obstétrica: Practice guidelines for obstetric anesthesia: an updated report by the American Society of Anesthesiologists. Am J Obstet Anaesth 2007; **106**:843-63.

29. Reynolds F, Seed PT. Anaesthesia for Caesarean section and neonatal acidbase status: a meta-analysis. Anaesth 2005; **60**:636-53.

30. Gordon A, McKechnie EJ, Jeffery H. Pediatric presence at cesarean section: justified or not? Am J Obstet Gynecol 2005; **193** (3 pt 1):599-605.

31. Algert CS, Bowen JR, Giles WB, Knoblanche GE, Lain SJ, Roberts CJ (2009). Bloqueio regional versus anestesia geral para cesariana e resultados neonatais: um estudo de base populacional. BMC 2009; **7**:20

32. Notzon FC, Cnattingius S, Bergsjo P. Cesarean section delivery in the 1980s: International comparison by indication. Am J Obstet Gynecol 1994; **170**:495-504.

33. Nana PN, Djenabou A, Fomulu JN, Mbu RE, Tonye R, Wandji JC, *et al.* Factores epidemiológicos e clínicos associados ao parto por cesariana em dois hospitais de referência (públicos/confessionais), região do extremo norte, Camarões. Clin Mother Child Health 2011; **8**:1-5.

34. Ayers JWT, Morley GW. Incisão cirúrgica para cesariana. Obstet Gynecol 1987; **70**:706-8.

35. Giacalone PL, Daures JP, Vignal J. Incisão de Pfannenstiel versus incisão de Maylard para parto cesáreo: A randomized controlled trial. Obstet Gynecol 2002; **99**:745-50.

36. Kerr J.M. The technic of cesarean section with special reference to the lower uterine segment incision. Am J Obstet Gynecol 1926; **12**:72934.

37. Nomenclatura Perinatal-Neonatal Básica Recomendada pela NNF. In: DK Guha, editores. Neonatology- Principles and Practice. 1ª edição. Nova Deli: Jaypee Brothers 1998;131-2.

38. Liston FA, Allen VM, O'Connell CM, Jangaard KA. Resultados neonatais com parto por cesariana a termo. BMJ 2007; **1**: 1-17

39. Suresh GK, Soll RF. Utilização atual de surfactante em bebés prematuros. Clin Perinat 2001; **28**: 671-93.

40. Stevens TP, Blennow M, Soll RF. Administração precoce de surfactante com ventilação breve vs. surfactante seletivo e ventilação mecânica contínua para bebés prematuros com ou em risco de síndrome de dificuldade respiratória. Base de dados Cochrane Syst Rev 2007; (4):CD003063

41. Hay WW, Levin MJ, Sondheimer JM, Deterding RR. Current Diagnosis and Treatment Paediatrics Text Book (19ª ed): Seizures Disorders (Distúrbios convulsivos). The McGraw-Hill Companies 2009.

42. Academia Americana de Pediatria e Associação Americana do Coração. Textbook of Neonatal Resuscitation (Manual de Reanimação Neonatal). Elk Grove Village, IL: Academia Americana de Pediatria e Associação Americana do Coração; 2005.

43. Jain L, Ferre C, Vidyasagar D, Nath S, Sheftel D. Cardiopulmonary resuscitation of apparently stillborn infants: survival and long-term outcome. J Paediatr 1991; **118**:778-82.

44. Lopriore E, Burk VF, Walther F, Arnout J. Utilização correta da pontuação de Apgar para recém-nascidos reanimados e entubados: estudo por questionário. BMJ 2004; **329**:143-4.

45. Papile LA. O índice de Apgar no século XXI. NEJM 2001; **344**:519-20.

46. Daniels WW. Biostatistics: A Foundation for Analysis in the Health Sciences. 7ª ed. New York: John Wiley & Sons; 1999.

47. Eng J. Estimativa da dimensão da amostra: Quantos indivíduos devem ser estudados? Radiologia 2003; **227**:309-13.

48. Toril K, Ola DS, Anne KD, Stein TN, Pal 0. Cesariana planeada versus parto vaginal planeado a termo: Comparação dos resultados do recém-nascido. Am J Obstet Gynecol 2006; **195**:1538-43

49. Adekanle DA, Adeyemi AS, Fasanu AO. Cesariana numa instituição terciária no sudoeste da Nigéria - uma auditoria de 6 anos. OJOG 2013; **3**:357-61.

50. Aziz N, Yousfani S, Soomro I. Tendência crescente e indicações de cesariana na Universidade Liaquat de Ciências Médicas e da Saúde. Quarterly Medical Channel 2011; **17**: 55- 59.

51. Bangal VB, Thorat PS, Patel NH, Borawake SK. Cesarianas - estamos a fazer bem? IJBR 2012; **3**:281-84.

52. Furau C, Furau G, Dascau V, Ciobanu G, Onel C, Stanescu C. Improvements in Cesarean Section Techniques: Arad's Obstetrics Department Experience on Adapting the Vejnovic Cesarean Section Technique [Experiência do Departamento de Obstetrícia de Arad na adaptação da técnica de cesariana de Vejnovic]. MAEDICA J Clinic Med 2013, **8**:256-60.

53. Igberase GO, Ebeigbe PN, Andrew BO. Taxa elevada de cesarianas: uma experiência de dez anos num hospital terciário no delta do Níger, Nigéria**.** Nigerian J Clinic Practice 2009; **12**:294-97.

54. Inyang-Etoh EC, Etuk SJ. Demographic and obstetric determinants of emergency caesarean section among women in Calabar, Nigeria. Glo. Res. J. Med. Sci 2013; **3**:20-24.

55. Kamath BD, Todd JK, Glazner JE, Lezotte D, Lynch AM. Neonatal Outcomes After Elective Caesarean Delivery (Resultados neonatais após cesariana eletiva). Obstet Gyncol 2009; **113**:1231-8.

56. Lee HC, Gould JB, Boscardin WJ, El-Sayed YY, Blumenfeld YJ. Trends in Cesarean Delivery for Twin Births in the United States [Tendências no parto por cesariana para nascimentos de gémeos nos Estados Unidos]. Obstet Gynecol 2011; **118**:1095-101.

57. Liston FA, Allen VM, O'Connell CM, Jangaard KA. Resultados neonatais com parto por cesariana a termo. BMJ 2011; **93**:176-82.

58. Mahmut K. Os métodos de parto e os factores que afectam as mulheres que dão à luz em hospitais de Yozgat, Turquia. Int J Caring Sci 2012; **2**: 157-61.

59. Ojiyi EE, Dike EI, Anolue F, Chukwulebe A. Avaliação da cesariana no Hospital Universitário da Universidade Estadual de Imo, Orlu, Sudeste da Nigéria. Int J Obstet Gynecol 2012; **16**:2.

60. Sugewe DE. *Evolution des indications de césarienne a la maternité du CHU de Yaoundé sur une période de 10 ans (1990-1999),* Tese de doutoramento não publicada, Faculdade de Medicina e Ciências Biomédicas, Universidade de Yaounde I, Yaounde, Camarões 2000.

61. Souza JP, Gülmezoglu AM, Lumbiganon P, Laopaiboon M, Carroli G, Fawole B, *et al.* A cesariana sem indicações médicas está associada a um risco acrescido de resultados maternos adversos a curto prazo: o Inquérito Global da OMS sobre Saúde Materna e Perinatal de 2004-2008. BMC Med 2010; **8**:71.

62. Teguete I, Traore Y, Sissoko A, Djire MY, Thera A, Dolo T, *et al.* Factores determinantes das tendências de partos por cesariana nos países em desenvolvimento: Lessons from Point G National Hospital (Bamako - Mali), In Tech Cesarean Delivery 2012; **200**:162-200.

63. Villar J, Valladares E, Wojdyla D, Zavaleta N, Carroli G, Velazco A, *et al.* Taxas de parto por cesariana e resultados da gravidez: o inquérito global da OMS de 2005 sobre saúde materna e perinatal na América Latina. Lancet 2006; **367** (9525): 1819-29.

64. Althabe F, Sosa C, Belizàn JM, Gibbons L, Jacquerioz F, Bergel E. Cesarean section rates and maternal and neonatal mortality in low, medium and high income countries: an ecological study. Birth 2006; **33** (4): 270-7.

65. Doh AS. Um estudo clínico de cesariana no Hospital Universitário (C.H.U.) Yaoundé (1982-1989). Cent Afr J Med 1991; **37**(10):326-28.

66. Olusanya OB, Solanke O. Maternal and neonatal factors associated with mode of delivery under a universal newborn hearing screening programme in Lagos, Nigeria. BMC Preg Childbirth 2009, **9**:41.

67. Onsrud L, Onsrud M. Increasing use of cesarean section, even in developing countries. Tidsskr Nor Laegeforen 1996; **116**(1):67-71.

68. Roosmalen JV, Does V. Caesarean birth rates worldwide. A search for determinants. Trop Geogr Med 1995; **47**(1):19-22.

69. Cragin EB. Conservatism in obstetrics (Conservadorismo em obstetrícia*)*. NY Med J 1916;**104**:1-3

70. Flamm BL. Uma vez uma cesariana, sempre uma controvérsia. Obstet Gynecol 1997;**90**:312-15

71. Nkwabong E, Fomulu JN, Hamida A, Onana A, Tjek PT, Kouam L, et al. O risco de resultados maternos e neonatais adversos em mulheres primíparas dos Camarões com idade superior a 26 anos. Clínicas em Saúde Materna e Infantil 2011; **8**:1-4.

72. Apgar V, Holiday DA, James LS, Weisbrot IM, Berrien C. Avaliação do recém-nascido: segundo relatório. JAMA 1958; **168**:1985-88.

73. Allison S. Maternal and neonatal effects of caesarean section (Efeitos maternos e neonatais da cesariana). BMJ 2007; **335**:7628.

APÊNDICES

Apêndice 1 QUESTIONÁRIO:

1. **Avaliação materna**

Preencher ou assinalar (√) a opção adequada

Informação do doente

Data de entrega: _ _/_ _/_____ *(Dia/Mês/Ano)*

Número de identificação: _ _ / _ _ _ _ *(NB os primeiros 2 dígitos são para o número da ala, do leito e os últimos 3 dígitos são o número individual)*

Local de entrega 1. LRH

2. BRH

Endereço: .... *(Onde vive?)*

Número de telefone: _ _ _/ ____ *(NB os primeiros 3 dígitos são o código do país e os últimos 7 dígitos são para o número de telemóvel)*

Informações pessoais

1. Estado civil: 1. Solteiro

2. Casado

3. Divórcio

2. Idade: ... *(Anos)*

3. Idade gestacional: .... *(Semanas)*

4. O parto foi por cesariana? 1. Sim

2. Não

5. Em caso de cesariana, como foi o parto? 1. Eletivo

2. Emergência

6. Qual foi a indicação para o parto por cesariana? 1. Desproporção cefalopélvica

2. Parto por cesariana anterior

3. Apresentação pélvica

4. Macrossomia fetal

5. Placenta Praevia

6. Sofrimento fetal

7. Pré-Eclampsia grave

8. Eclampsia

9. Gravidez múltipla

10. Placenta Abruptio

7. Que tipo de anestesia foi utilizada? 1. Geral

2. Coluna vertebral

8. o doente recupera dos efeitos da anestesia? 1. Sim

2. Não

II. Avaliação neonatal

Identificação

Data de nascimento: _ _/_ _/ *(Dia/Mês/Ano)*

Idade *[Dia (s)]*

Género: 1. Masculino

2. Feminino

1. A criança tem algum problema? 1. Sim

2. Não

2. Em caso afirmativo, havia alguma evidência *(NB base de evidência no diagnóstico do investigador ou revisão de registos)* de;

1. Dificuldade respiratória

2. Infeção

3. Ferimento de nascimento

4. Grau de reanimação (DR),

5. Morte neonatal

Exame clínico

Peso à nascença *(em gramas)* : Dia 1 .... Dia 2.....................

Temperatura (*em °c)* : Dia 1 .... Dia 2.....................

Pontuação de Apgar *(1 minuto)*.. Pontuação de Apgar *(5 minutos)*.......

SCOre de Downes *(NB se houver dificuldade respiratória)* : Dia 1 .... Dia 2 ....

Pontuação de Silverman Anderson *(NB se houver dificuldade respiratória)* : Dia 1 ....Dia 2

Escala de coma de Blantyre *(NB se houver convulsão)* : Dia 1 Dia 2....................

Appendix 2 DOCUMENTO DE CONSENTIMENTO INFORMADO:

Formulário de consentimento para o estudo intitulado: Neonatal outcomes of caesarean delivery in the Limbe and the Buea Regional Hospitals. Um estudo retrospetivo e prospetivo de base hospitalar utilizando um método descritivo e analítico.

Departamento de Ciências Clínicas, Programa de Medicina, Faculdade de Ciências da Saúde, Universidade de Buea, Camarões.

Ficha de informação:

Cara Senhora

Convite para o estudo

Pedimos-lhe que participe e inscreva a si e ao seu bebé neste estudo, que passamos a descrever. Este estudo tem como objetivo determinar o resultado neonatal após o parto por cesariana e avaliar a relação entre a indicação de parto por cesariana e o resultado neonatal adverso nos hospitais regionais de Limbe e Buea. Este estudo permitir-nos-á determinar o número de bebés com complicações tais como: dificuldades respiratórias, germes, ossos partidos/feridas e bebés que morreram, no prazo de 2 dias após o parto.

Participação voluntária

Gostaríamos de começar por sublinhar que este estudo é estritamente voluntário. Se decidir que você e o seu bebé não querem participar no estudo, isso não terá quaisquer consequências para a sua família. Se, em qualquer momento durante o estudo, decidir que não deseja continuar a participar, é livre de terminar a sua participação e a do seu bebé com efeito imediato. Esta decisão será respeitada sem qualquer discussão adicional e não influenciará a qualidade dos cuidados de saúde que a senhora e o seu bebé receberão do hospital.

Procedimento do estudo

Serão envolvidas as mulheres que deram à luz e internaram na maternidade do hospital durante o período do estudo. Destas, só participarão no estudo as que vão dar à luz através de operação e neonato ≤ 2 dias nascido com idade gestacional de 28 ou mais semanas, por este meio.

Risco

Durante o exame clínico dos recém-nascidos, todas as roupas são retiradas, expondo-os a condições em que a temperatura do corpo varia. Durante o exame clínico, certificar-nos-emos de que as salas em que os recém-nascidos são avaliados têm temperaturas favoráveis para os recém-nascidos.

Benefícios

Os benefícios diretos deste estudo incluem: consulta médica, aconselhamento sobre cuidados neonatais às mães. Após a avaliação clínica, os resultados serão discutidos com os médicos responsáveis pelo serviço e serão tomadas as medidas adequadas e o seu filho será seguido durante 2 dias. Os resultados deste estudo permitirão um conhecimento prévio dos possíveis resultados neonatais na sequência de uma indicação específica para um parto por cesariana e, por conseguinte, colocarão grandes responsabilidades sobre os ombros dos clínicos que têm de efetuar partos, no sentido de fornecerem as instalações, o equipamento, o pessoal e o início atempado das medidas necessárias para a gestão dos possíveis resultados neonatais em Limbe, Buea e na região sudoeste.

Confidencialidade

A si e ao seu bebé será atribuído um número de código. A base de dados será codificada. Os dados analisados não conterão a identidade do participante no estudo.

Todas as informações recolhidas serão tratadas com estrita confidencialidade e só poderão ser divulgadas a terceiros com a sua autorização.

Contacto

Se tiver alguma questão, não hesite em contactar as pessoas abaixo indicadas;

Pr. KOKI NDOMBO P.

Fundação Chantal Biya

Yaoundé

koki_paul@hotmail.com

Tel: 763-009-73

Dr. NDE Fon

Faculdade de Ciências da Saúde

Universidade de Buea

Tel: 776-157-57

TANYI John TANYI

Investigador principal

Estudante de medicina, Faculdade de Ciências da Saúde

Universidade de Buea.

Tel: 799-670-32/959-491- 64
noble_tanyi@yahoo.com

Dr. Julius ATASHILI

Faculdade de Ciências da Saúde

Universidade de Buea.

atashili@yahoo.ie

Consentimento

I ,tendo compreendido o estudo, depois de me ter sido explicado minuciosamente o estudo/formulário de consentimento, depois de me ter sido dada a oportunidade de fazer perguntas e de ter tempo para considerar a minha participação no estudo, concordo em inscrever-me a mim próprio/bebé para participar neste estudo.

Número de identificação/assinatura do participante/data **Assinatura do investigador/data**

Apêndice 3: Aprovação administrativa da Delegação Regional de Saúde Pública do Sudoeste

REPUBLIQUE DU CAMEROUN
Paix - Travail - Patrie

MINISTERE DE LA SANTE PUBLIQUE

DELEGATION REGIONALE
DU SUD OUEST

Tel: 3332 22 10 General office
3332 22 62 Regional Delegate
3332 29 43 Drug Programme
pdph_sw@yahoo.com

REPUBLIC OF CAMEROON
Peace - Work - Fatherland

MINISTRY OF PUBLIC HEALTH

REGIONAL DELEGTION
FOR THE SOUTH WEST

BUEA the,
19 NOV 2012

THE REGIONAL DELEGATE

Ref: R-11 /MINSANTE/SWR/RDPH/PS/ 383/180

TO: TANYI John TANYI,
Department of Clinical Science,
Faculty of Health Science,
University of Buea.

Subject: Administrative Authorization to Conduct a Research Study

After a careful review of the study proposal presented to us by the student we are sure that medical ethics will be respected as the collection of data will be overseen by trained personnel after the consent of the individual participant has been obtained.

With the clarity of his methodology and in view of the importance of this research in improving patient care we have no objection to him carrying out his research on *"Neonatal Outcomes of Caesarean Delivery in the Limbe and Buea Regional Hospitals: The Frequency of Adverse Neonatal Outcomes Following Indication for Caesarean Delivery"*.

I therefore, call on the participants concerned to give this student the necessary assistance needed to enable him carry out this study of management importance.

The Regional Delegate of Public Health

Dr. MBOME NJIE Victor

www.minsante.cm /www.minsante.gov.cm

Apêndice 4: APROVAÇÃO ÉTICA

UNIVERSITY OF BUEA

P.O Box 63,
Buea, CAMEROON
Tel: (237) 332 21 34/332 28 13
Fax: (237) 332 22 72

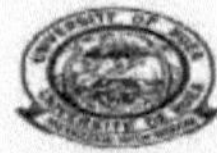

REPUBLIC OF CAMEROON
PEACE – WORK – FATHERLAND

FACULTY OF HEALTH SCIENCES -INSTITUTIONAL REVIEW BOARD

IRB00008917 - US Office for Human Research Protections (OHRP) IORG0007426

Chair : Professor S. Mbua Ngale Efange
Vice-Chair : Dr. Yenshu Vubo
Secretary : Dr Julius Atashili

Date: 09 FEV. 2013

Your Ref:______________

Our Ref: 2013/ 0084 /UB/FHS/IRB

Notice of Ethical Approval

Application number: 2012-11-0081

Principal Investigator: Tanyi John Tanyi

Study Title: Neonatal outcomes of caesarean delivery in the Limbe and Buea Regional Hospitals

Application type: Resubmission

Sponsor: Student

Review type: Expedited

Date of approval: 09th February, 2013

Expiration date : 09th February, 2014

Additional comments:

Principal Investigators' responsibilities:

1. The study must be conducted in strict accordance with the protocol approved by the Board.
2. Changes to the protocol or its related consent documents must be approved by the Board before implementation.
3. Adverse events or unanticipated problems must be reported promptly to the Board.
4. Participants must receive a copy of the consent document, if appropriate.
5. The principal investigator is responsible for the on-going conduct of the study. The study must be implemented according to national and international guidelines for the ethical conduct of research on humans. (S)he must collaborate with the IRB's monitoring of the study's implementation.
6. Any future correspondence must include the application number, and the PI's name in subject line.
7. A renewal application or project closure report must be submitted at least one month prior to the expiration date indicated above. These must be done using the FHSIRB's Form no. 8: Project Update and Closure Form. One hardcopy is to be submitted to FHS IRB secretariat AND an electronic copy sent to fhsirb@gmail.com, making sure to reference the application number indicated above. This form is available at http://www.healthresearchweb.org/en/cameroon/institution_2130

Professor S. Mbua Ngale Efange
Chair,
FHS IRB

Anexo 5: Autorização da Faculdade de Ciências da Saúde para a realização de investigação

UNIVERSITY OF BUEA

P.O Box 63,
Buea, South West Region
CAMEROON
Tel: (237) 33 32 21 34/33 32 26 90/33 32 27 60
Fax: (237) 33 32 22 72

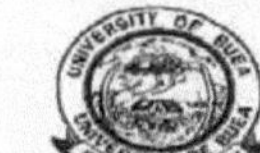

REPUBLIC OF CAMEROON
PEACE – WORK – FATHERLAND

FACULTY OF HEALTH SCIENCES

Dean : Professor NGOWE NGOWE Marcelin
Vice-Dean/Studies : Dr.Achidi Eric Akum
Vice-Dean/RC : Dr. Emmanuel Acha Asongalem
Faculty Officer : Ms. Vivian A. Oben

Your Ref.: ____________

Our Ref.: 2012/637/UB/D/FHS

Date: 29 OCT 2012

The Director,

Regional Hospital Limbe and Buea

Authorisation To Carryout Research

TANYI JOHN TANYI (HS07A075) a level 700 student of the Programme in Medicine, Faculty of Health Sciences is working on an educational research entitled: **Neonatal outcomes of caesarean delivery in the Limbe and Buea Regional Hospitals: the frequency of adverse neonatal outcomes following indication for caesarean delivery.**

We solicit your assistance in accepting this student to work with the staff in your institution during data collection. A questionnaire will be administered to eligible participant.

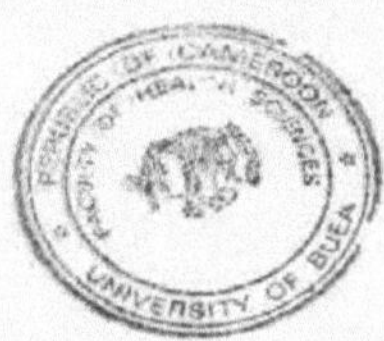

Pr. NGOWE NGOWE Marcelin
Dean

Apêndice 6: Aprovação administrativa do LRH

PAIX-TRAVAIL-PATRIE

MINISTERE DE LA SANTE PUBLIQUE

DELEGATION REGIONAL DU SUD-OUEST

HOPITAL REGIONAL - LIMBE

Tel: 333 23 53 Standard
333 23 33 Emergency Service (O.P.D)
333 22 50 Director

PEACE- WORK-FATHERLAND

MINISTRY OF PUBLIC HEALTH

REGIONAL DELEGATION FOR THE SOUTH WEST

REGIONAL HOSPITAL LIMBE

Limbe, the 23 NOV 2012

The Director
Le Directeur

Ref. N° 238 /MPH/SWR/RHL/GS/

Subject: **AUTHORISATION TO CARRYOUT RESEARCH**

To. WHOM IT MAY CONCERN

Considering the application file of TANYI John TANYI a level 700 Medical student from University of Buea, he is hereby authorised to carryout research on "**NOENATAL OUTCOMES OF CAESAREAN DELIVERY**" in the Regional Hospital Limbe for a duration of 9 months lasting from 26th November 2012 to 25th August 2013 at the Maternity and Private Ward..

During this period he is expected to:

1. Work under the direct guidance and supervision of the ward charges.
2. Respect all internal rules and regulations of the hospital binding our interns.
3. Avoid all acts and attitudes that may jeopardise the smooth functioning of the hospital at all times.

This authorisation is issued to serve the purpose for which it is required.

The General Supervisor
South West Regional Hospital Limbe

Tabi Manfred
PGD (Hospital Management - Germany)
BSc (Health Sciences - UNIBU)

Apêndice 7: Aprovação administrativa do LRH

TANYI JOHN TANYI,
HS07A075,
Department of Clinical Sciences,
Faculty of Health Sciences,
University of Buea,
22nd November, 2012.
Contact: 799-670-32.

The Head,
Maternity Unit,
Limbe Regional Hospital.

Seen OK
Respect confidentiality

Sir,

An Application For Administrative Approval

It is with honour most respectfully for me to seek permission to carry out an educational research within your unit in the course of the year 2013.

I am a 6th year Medical Student of the aforementioned institution and I wish to carry out a research for the award of MD degree, entitled; NEONATAL OUTCOMES OF CAESAREAN DELIVERY IN THE LIMBE AND BUEA REGIONAL HOSPITAL: THE FREQUENCY OF ADVERSE NEONATAL OUTCOMES FOLLOWING INDICATION FOR CAESAREAN DELIVERY.

The research aims to improve the care of neonates in Limbe, Buea and Cameroon by providing data on neonatal outcomes following Caesarean Delivery and the impact of the indication for Caesarean Delivery on neonatal outcomes.

During the study, Clinical examination of neonates will be performed after informed consent. The research team and I intend to respect all principles of an ethical research.

Waiting for your favourable response, I remain,

Yours Truly
T. J. T

Enclosure
- Copy of research Approval from the S.W Regional Delegation of Health.

Apêndice 8: Aprovação administrativa do BRH

TANYI JOHN TANYI,
HS07A075,
Department of Clinical Sciences,
Faculty of Health Sciences,
University of Buea.
18th November, 2012.
Contact: 799-670-32

The Major,
Maternity Unit,
Buea Regional Hospital.

Madam,

An Application For Administrative Approval

It is with honour most respectfully for me to seek permission to carry out an educational research within your hospital premises in the course of the year 2013

I am a 6th year Medical Student of the aforementioned institution and I wish to carry out a research for the award of MD degree, entitled; NEONATAL OUTCOMES OF CAESAREAN DELIVERY IN THE LIMBE AND BUEA REGIONAL HOSPITAL: THE FREQUENCY OF ADVERSE NEONATAL OUTCOMES FOLLOWING INDICATION FOR CAESAREAN DELIVERY.

The research aims to improve the care of neonates in Limbe, Buea and Cameroon by providing data on neonatal outcomes following Caesarean Delivery and the impact of the indication for Caesarean Delivery on neonatal outcomes.

During the study, clinical examination of neonates will be performed after informed consent. The research team and I intend to respect all principles of an ethical research.

Waiting for your favourable response, I remain,

Yours Truly

T. J. T.

Approved by Nomifor [illegible] Senior Midwife BRH / SCM

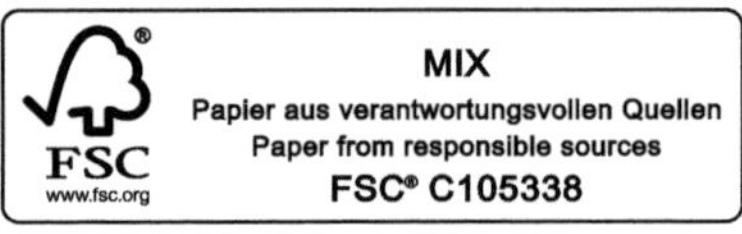

Printed by Books on Demand GmbH, Norderstedt / Germany